肠道断糖
Low-FODMAP
告别肠易激

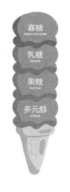

[日]江田证◎著

魏　譞◎译

北京科学技术出版社

著作权合同登记号　图字：01-2020-7095

图书在版编目（CIP）数据

肠道断糖 / （日）江田证著 ； 魏譓译 . — 北京 ： 北京科学技术出版社，
2021.5（2022.10 重印）
　　ISBN 978-7-5714-1254-8

　　Ⅰ . ①肠… 　Ⅱ . ①江… ②魏… 　Ⅲ . ①胃肠病－食物疗法 　Ⅳ .
① R573.05

　　中国版本图书馆 CIP 数据核字 (2020) 第 248021 号

策划编辑： 韩　芳
责任编辑： 白　林
图文制作： 北京瀚威文化传播有限公司
责任印制： 张　良
出 版 人： 曾庆宇
出版发行： 北京科学技术出版社
社　　址： 北京西直门南大街 16 号
邮政编码： 100035
电　　话： 0086-10-66135495（总编室）
　　　　　　0086-10-66113227（发行部）
网　　址： www.bkydw.cn
印　　刷： 三河市国新印装有限公司
开　　本： 720mm×1000mm　1/16
印　　张： 9
字　　数： 96 千字
版　　次： 2021 年 5 月第 1 版
印　　次： 2022 年 10 月第 4 次印刷
ISBN 978-7-5714-1254-8

定　　价： 52.00 元

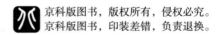

前言

　　"不知道为什么，肠道就是不好……"最近，我发现为此烦恼的人正在不断增多。

　　作为一名消化内科医生，最忙的时候，我每天要为至少200名患者解决肠道问题。很多患者都会向我倾诉自己的烦恼。

　　"大夫，我听说膳食纤维对肠道好，所以我非常积极且认真地吃了大量的芦笋、豆类、泡菜、乳制品、水果等食品。可是我吃得越多，肚子就疼得越厉害，有时我还会拉肚子，真的很愁人。"

　　"大夫，你听我说。我本来精心打扮了一番，满怀期待地去约会，男朋友也请我吃了一顿大餐。可饭后我的肚子很快就开始胀气，变得鼓鼓的……我不想总是去厕所。而且和他待在同一个房间里时，我也老是担心自己会放屁，都没法专心约会了。"

　　每当遇到这类非常苦恼的患者，我心中都会涌出医生特有的使命感——必须告诉他们真相！

　　那些所谓的对肠道有益的食物对你并不友好，请先尝试把纳豆、牛奶、酸奶、小麦、洋葱和苹果戒掉吧！近年来，坊间充斥着大量"对肠道温和""可调节肠道功能"的产品，但是在日本，正确的肠道健康疗法并没有得到广泛的传播。这些你以为对肠道有益、一直都在积极食用的食物是陷阱，正是它们带来了令人烦恼的肠道问题。事实上，最新研究表明，之所以会出现腹泻、腹胀、便秘、腹痛等肠道问题，大多是因为我们所吃的上述食物含有大量被称为"发漫（FODMAP）"的某些糖质①（关于"发漫"的说明，详见第21页）。

作为消化内科医生，多年来，我为数万名患者做了肠道内镜检查，并对他们进行了肠道问题的诊疗。其中绝大多数患者只是戒掉了高发漫食物，其肠道问题就得到了彻底的改善。可见，低发漫饮食疗法只是让人戒掉一部分平时吃的食物而已，既不费钱，又能轻松执行，而且副作用为零，是一种简单、安全的健康疗法。在西方国家，低发漫饮食疗法几乎已经成为常识，人们只需要避免摄入某几类特殊的糖，就能令肠道恢复健康。该疗法是大部分肠道不适的人都会使用的方法。然而遗憾的是，在日本，大多数人还不知道这一疗法。

通常人们认为的"对肠道好"的食物，其实有时会成为小肠

---

① 糖质：在本书中是指除膳食纤维之外的、可以被人体吸收利用的碳水化合物。——译者注

和大肠的负担。而且，正如世界上没有完全相同的两个人一样，每个人的肠道和其中的肠道细菌也是不一样的。因此，对别人有效的健康疗法，对你不一定有效。

不过，本书要介绍的低发漫饮食疗法相当于为你量身定制的疗法。通过它，你可以看清什么食物适合自己的身体，什么食物不适合。

肠道一旦恢复健康，人生就会发生改变。这绝不是夸张的说法，被肠道问题困扰多年的人一定深有同感。迄今为止，低发漫饮食疗法已使无数患者的肠道恢复了健康，帮助他们重新找回了笑容。

让我们从此和令人痛苦的肠道问题说再见吧！

原书编辑工作协助：（日）山本贵绪

第三章 低发漫饮食食材篇：
减轻肠道问题的食物和加重肠道问题的食物

第四章　低发漫饮食实践篇：
　　　　为你量身定制的肠道问题食疗方案

第五章 让肠道保持年轻的饮食习惯

第一章

靠调整饮食改善原因不明的肠道问题

一些肠道健康常识其实是错误的

◉ 日本人的肠道天生较为脆弱

你因为肚子不舒服去看病，医生却说"你的肠道没有任何异常"。

其实很多人都在为这样的问题苦恼。

例如，昨天还有点儿腹泻，今天就开始便秘，而且放屁也比较频繁……虽然检查不出大病，但这些症状总是让人状况百出、心情烦躁。

很多人不知道，其实日本人的肠道天生就较为脆弱。据说每10个日本人里，至少有1个有肠道问题，这个比例远远高于亚洲其他国家的。

因此，对日本人来说，找到一种肠道的健康疗法——饮食疗法就变得更加重要。

然而，在此之前，日本并没有被临床研究证实有效的肠道饮食疗法。许多日本医生就算能够诊断出患者患有肠易激综合征（IBS），也不知道应该如何给出具体的饮食建议。所以，长久以来，他们一直在给患者开具模糊的医嘱，比如"尽量多摄取膳食纤维，少吃油腻的食物"等。可是，这类医嘱并没有科学根据，也几乎没有效果。

而且，大部分医生坚信"肠道不适的原因在于精神问题"，他们对饮食疗法并不重视。

◉ 许多"健康疗法"其实是错误的

尽管市面上已经有很多"肠道健康疗法"方面的书，可为什么还是有许多人的肠道症状不见改善，并且他们对饮食疗法依然抱有疑问或不信任感呢？

答案很简单——许多宣称能够调节肠道功能的饮食疗法其实是错误的。

说得严重一点儿，由于采用了那些错误的疗法，你的肠道的症状反而加重了，甚至肠道受到了更大的伤害。大家认为正确的肠道疗法，其实有时与正确的治疗方法完全相悖。

明明检查结果没有异常，肚子却不舒服

◎ 多发于精英阶层的疾病——肠易激综合征

有一种消化系统疾病，患者非常多。在日本，至少有十分之一的人受此病折磨。

它是一种肠道疾病，名为肠易激综合征。这种疾病多发于生活在城市中的社会地位高、收入高、学历高的人群。

该病已成为全球性健康问题。据统计，全亚洲约有9.6％的人患有此病，在日本更是有约14％的人受其折磨。

近年来，该病患者数量迅速增加。据统计，去消化内科看病的人中，有31％患有肠易激综合征。

该疾病的症状很常见，如肚子咕噜咕噜地叫、腹胀、腹痛、腹泻或便秘等。然而，在做肠道内镜检查时，医生观察不到任何异常，但患者还是会被腹泻、腹痛、腹胀等症状困扰。

如果你的肠道问题也长时间不见好转，那么你有必要检查一下自己是否得了这种病。如果你还至少满足了下面提到的3个条件中的2个，那么你患肠易激综合征的可能性就更大了。

肠易激综合征的诊断标准

【罗马Ⅲ标准】（2016年罗马Ⅳ标准公布）

> 最近3个月内，每个月至少有3天反复出现腹痛或肠道不适的症状。

❶ 排便后，腹痛等不适症状得到缓解。

❷ 腹痛时，排便的频率改变（便秘、腹泻）。

❸ 出现腹痛等不适症状时，大便变硬或变为稀水状。

检查肠道是否有器质性病变也很重要

若至少满足了上述条件中的2个，只能说你有可能患有肠易激综合征。不过要小心，身体患大肠癌等疾病时也会出现类似症状。因此，要先去医疗机构接受检查，确定肠道没有器质性病变之后，再采用低发漫饮食疗法缓解肠易激综合征。

◉ 造成肠道问题的原因不只是精神压力

医学界认为，肠易激综合征的主要病因为精神压力及童年时期的心理创伤。因为该疾病的患者多为性格敏感、精神压力较大的10多岁至30多岁的年轻人，在升学、就业、调动工作等人生的关键时期容易发病。

此外，医学界还认为，肠易激综合征之所以在城市居民中多发，一是因为全球性城市化进程加大了城市居民的精神压力，二是因为PM2.5等环境污染物加重了人类肠道的炎症。

有个别医生说造成肠道问题的原因只有精神压力，但这一说法并不能让人完全接受。的确，精神压力有时确实会引发肠道不适，但如果医生总是把原因归结于看不见也摸不着的精神层面，那患者就会忽略许多现实层面的原因。

现在我要告诉你的真相是，造成肠道问题的另一个重要原因是某些食物在祸害你的肠道。

肠道细菌健康疗法有不为人知的缺陷

◉ 肠道细菌并不都有害

在街头巷尾，像"增加肠道细菌，恢复肠道健康！"之类的广告词随处可见。

简单来说，这类广告所要传达的理念是——只要增加肠道细菌的种类，就可以改善肠道环境，提升肠道免疫力，使肠道更健康。所以，商家不断鼓动大众购买富含膳食纤维的食品以及发酵食品等。

确实，在健康的肠道内，肠道细菌的种类越多，肠道就越健康。

近年来，人们还发现了肠道细菌的另一功能。研究证明，肠道细菌不仅能够加速大肠的有害物质排出，还能促进生成维持肠黏膜健康所需的代谢产物。

其中，最典型的代谢产物有四种——乳酸、丁酸、乙酸、丙酸。

·乳酸：肠黏膜细胞的能量来源之一，可促进肠道干细胞增殖。

·丁酸：肠黏膜细胞的能量来源之一，有助于调节炎症反应，促进免疫细胞生成，提高免疫力。

·乙酸：可促进肠道干细胞增殖，增强肠道的屏障功能，降低感染风险。

·丙酸：有助于调节食欲，抑制体重增长，减少内脏脂肪，减轻脂肪肝；还能提高胰岛素敏感性，减少低密度脂蛋白胆固醇。

上面的内容专业性较强，通俗地说，肠道细菌并不只在肠道内安静地活着，还会生成各种代谢产物。这些代谢产物进入血液循环后，会给人体带来巨大的影响。

因此，我们不能说增加肠道细菌的健康疗法全都是错误的。

◉ 肠道细菌健康疗法并非对每个人都有效

让我来划一下重点——由于每个人身体里肠道细菌的种类并不相同，所以肠道细菌健康疗法的效果也因人而异，而且差别很大。

对肠道本来就比较健康的人来说，采用普通的肠道细菌健康疗法是很有效的。

然而，对被肠易激综合征等肠道问题折磨的人来说，情况却不是这样。他们体内的肠道细菌检查结果令人意外。

结果显示，这类人的腹泻、腹痛、便秘等肠道功能紊乱问题越严重，他们体内的肠道细菌所生成的代谢产物就越多。

也就是说，肠道不适的人体内已经有大量的肠道细菌了，它们生产的代谢产物是过剩的。

肠道里的乳酸、乙酸等代谢产物的量如果适中，对肠道就是有益的。但如果量过多，大肠内部就会变成酸性环境，反而加剧了腹泻、腹痛等症状。研究表明，在肠易激综合征患者的肠道内，产生乳酸的乳酸杆菌与产生乙酸、丙酸的韦荣球菌非常多。

因此，对这类人来说，常见的"对肠道好"的食物吃得越多，身体反而越不舒服，从而陷入恶性循环。

◉ 保健食品①反而使肠道生病

很多有肠道问题的人平时特别注意饮食，然而遗憾的是，如果他们采用的是通常意义上的"对肠道好"的饮食方案，那么症状只会不断加重。

例如，他们往往会被推荐食用富含寡糖的保健食品。

对没有腹痛、腹泻、便秘等症状的人来说，寡糖可以增加肠道细菌的数量，从而有效改善肠道功能。然而，对患有以肠易激综合征为代表的肠道疾病的人来说，寡糖反而会加重他们的病情。

另外，酸奶等乳制品及小麦等富含膳食纤维的食物对有肠道问题的人来说，其实也是不利的。

所谓的"对身体好"的食物并非对每个人都适用，而且即使是食用健康的食物，如果过量，也会给身体带来伤害。

---

① 保健食品：指日本消费者厅认证的特定保健用食品。——译者注

◉ 肠道不适的人，大肠内环境的酸度很高

那么，肠易激综合征患者的肠道内为什么会产生过剩的代谢产物呢？

近年来，用传统肠道内镜无法观察到的小肠内部可以用胶囊式内镜来观察了。研究人员用胶囊式内镜检查了肠易激综合征患者的小肠和大肠，发现了一个现象。

肠易激综合征患者大肠内环境的酸度比健康人的高。而且，大肠内环境的酸度越高，大肠就蠕动得越慢，这会导致肠道内的气体难以排出，从而引发腹胀、腹痛。

为什么肠易激综合征患者大肠内环境的酸度那么高？因为肠道功能不好的人在食用了膳食纤维和寡糖含量高的食物后，肠道细菌会过度活跃，导致食物过度发酵，从而生成大量代谢产物。过剩的代谢产物会使大肠内部变为酸性环境，从而阻碍大肠蠕动，引发腹痛。

那么，究竟应该采用什么样的饮食方案才能帮助正在被肠道问题折磨的人改善症状呢？

解决这个问题的法宝，就是本书介绍的低发漫饮食疗法。

肚子总是不舒服的人的救星

◉ **发源于澳大利亚的能够真正调节肠道功能的饮食疗法**

低发漫饮食疗法是由澳大利亚的研究人员研发的、有科学依据的肠道饮食治疗方案。

作为消化内科医生，我在2012年将这套饮食疗法引进到日本。

尽管将这套疗法投入诊疗的时间还不长，但我确实看到患者的身体状况有了明显的改善，这让我每天都在感叹其效果的神奇。

其实，目前在欧美的许多国家，低发漫饮食疗法已经成为肠道不适人群的首选治疗方案。

这套饮食疗法由澳大利亚莫纳什大学的研究人员创立，哈佛大学、耶鲁大学、哥伦比亚大学、宾夕法尼亚大学等世界一流大学的研究人员也在多篇论文中证明了该疗法的有效性。如今，在欧美许多国家的大学附属医院，采用低发漫饮食疗法对患者进行治疗已经司空见惯了。

世界权威医学期刊也刊登论文证明了这种饮食疗法的有效性。2013年，汇集了世界各国医学专家的罗马基金会也将该饮食疗法认定为最安全有效的肠道问题治疗方法。

此外，本疗法也适用于治疗憩室病、炎性肠病（溃疡性结肠炎、克罗恩病）、乳糜泻和反流性食管炎等疾病及缓解肠胀气等症状。

可以说，这种饮食疗法的有效性在科学上是毋庸置疑的。

◉ 靠调整饮食可以改善肠道状态

低发漫饮食疗法在欧美许多国家已经得到了广泛认可，现在，让我来讲一下它的科学依据。

首先，请看一下下页的对比图（图1）。该图展示了食用低发漫食物与食用澳大利亚家常菜分别对肠易激综合征患者和健康人士肠道产生的影响。

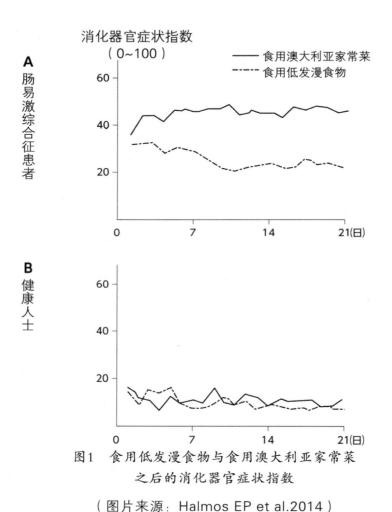

消化器官症状指数
（0~100）

—— 食用澳大利亚家常菜
-·- 食用低发漫食物

A
肠易激综合征患者

B
健康人士

图1　食用低发漫食物与食用澳大利亚家常菜
之后的消化器官症状指数

（图片来源：Halmos EP et al.2014）

　　注：在肠易激综合征患者中，食用低发漫食物的人的周平均
消化器官症状指数（22.8）明显比食用澳大利亚家常菜的人的指数

（44.9）低（$P<0.001$）[①]。而在健康人士中，食用澳大利亚家常菜的人的周平均消化器官症状指数与食用低发漫食物的人的指数没有明显差异。

图1的纵轴表示肠道症状的严重程度，横轴表示采用饮食方式的时间。A图表示的是肠易激综合征患者的情况。

通过观察A图，我们可以看出，食用澳大利亚家常菜后，肠易激综合征患者的消化器官症状指数仍然居高不下，也就是说，肠道症状未见改善。而食用低发漫食物后，肠易激综合征患者的消化器官症状指数日渐下降。

通过观察B图，我们可以看出，对健康人士来说，无论采用什么样的饮食方式，其消化器官症状指数都不会发生明显变化。

由此可见，低发漫饮食疗法效果非常理想。因为它既可以改善肠道不适人群的症状，又不会对健康人士产生额外的影响。

---

① P 是统计学符号，表示假设无效或错误的概率。$P < 0.001$ 表示两个对比组之间有非常显著的差异。——编者注

肠道健康的人不容易生病
——疲劳的原因在于肠道问题

很多肠道不适的人自诉有疲劳、困倦等症状，特别是在肠道问题严重时，会有"觉得很累，什么都不想做"的感觉，有时甚至会出现类似于轻度抑郁症的症状。

究其原因，是由于肠神经系统与大脑直接相连，肠道如果不舒服，大脑也会觉察到，所以此时人就会觉得疲倦。

因此，如果采用能够缓解肠道症状的饮食方式，就可以有效减轻身心疲劳。

也就是说，那些找不到原因的疲劳感，现在可以通过改变饮食来消除。

◉ 疾病都有共同的根源

在现代医疗体系下，得了心肌梗死，就必须去心内科就诊；得了胃癌和大肠癌，就必须去消化内科就诊；得了脑梗死，就必须去神经内科；得了糖尿病，就必须去内分泌科。

假设一位患者去了3个不同的科室看病，每个科室开了2种药，那么他总共需要吃6种药。

然而，像这样分科治病的医疗体系，能够做的无非是用不同的药物缓解"血压高""血糖高""腹痛"等症状，治标不治本。也就是说，这种医疗体系并不能帮助患者从根本上医治好身体的疾病。

我们可以把人体比喻成"树木"，疾病和各种症状就相当于这棵树的"树叶"。究其本质，这些疾病（高血压、糖尿病、癌症、脑梗死等）和症状都有一根共同的"树干"，在地面下还有共同的"树根"。

"树根"就是疾病的根源——饮食不当、运动不足、生活习惯不健康、情绪低迷等问题。

所谓疾病，不过是这些问题的外在表现形式。要想获得真正的健康，只治疗"树叶"是没有意义的，把"树根"的问题也解决了才行。

◉ 肠道恢复健康，人就不会生病

肠道其实是与人体健康关系最紧密的器官。

众所周知，我们的身体是由吃进去的食物构成的，所以我们才会努力吃对身体好的食物。然而，如果肠道不能正常吸收营养，我们吃再多健康的食物也只是竹篮打水一场空。所以，要想把吃进去的食物转化为营养，首先要保证肠道健康。

只要改善饮食，使肠道功能恢复正常，疾病的根源就会消失，人也就自然少生病。

这么说可能有点儿夸张。不过，每天早上醒来后，心情变得畅快、肚子不再有任何不适并不是一件小事，这种变化会让你倍感轻松。所以，请用低发漫饮食疗法来获得没有任何肠道不适的快意人生吧！

第二章

肚子不舒服的原因在于糖质

要特别小心"对肠道好"的食物

◉ 威胁肠道健康的"四大敌人"

我们的肠道和食物中有"四大敌人",它们的特点是欺软怕硬。对待肠道状态良好的人,它们会变成"好人",善待肠道;而对待肠道状态不好的人,它们则会恃强凌弱,虐待肠道。

而且,在摄入了这些"敌人"后,有的人会感到浑身无力、非常疲劳。如果你有原因不明的腹痛及疲劳感,很可能是因为摄入了这"四大敌人"。

这些原因不明的不适感使得约10%的日本人惶惶不可终日,严重时甚至不得不向学校或公司请假。所以,要想让身体获得安宁,首先就要与这"四大敌人"保持距离。

FODMAP（音译"发漫"）的含义

那么，"四大敌人"到底是什么呢？

它们是食物中的4种糖，被称为"FODMAP"。

FODMAP是容易引发肠易激综合征及各种肠道不适症状的一类特定糖的总称。食用了含有这些糖的食物，肠道会过度蠕动，肠道内的气体也会增加。

Ｆ Fermentable（可发酵的）

Ｏ Oligosaccharides（寡糖）

· 低聚半乳糖等，存在于小扁豆、鹰嘴豆等豆类中。

· 果聚糖等，存在于小麦、洋葱等食物中。

Ｄ Disaccharides（二糖）

· 乳糖等，存在于乳糖含量较高的食物（牛奶、酸奶）中。

Ｍ Monosaccharides（单糖）

· 果糖等，存在于糖果、水果、蜂蜜等食物中。

Ａ And，表示"和"

Ｐ Polyols（多元醇）

· 山梨糖醇、木糖醇、甘露糖醇等，存在于蘑菇、花椰菜、水果等食物中。

FODMAP是一个简称，是把"可发酵的""寡糖""二糖""单糖""多元醇"的英文首字母用A（and）连接在一起组成的。

富含这4种糖的饮食被称为高发漫饮食。反之，这4种糖含量较低的饮食就是低发漫饮食。

◉ "对肠道好"的食物反而会害了肠道虚弱的人

需要注意的是，高发漫食物通常被认为"对肠道有益"，医生也经常建议患者要多吃。

传统的肠道保健常识认为，要想调节肠道状态，就要多吃富含膳食纤维的食物（牛蒡、豆类、芦笋等）或发酵食品（纳豆、泡菜等）。

然而，遗憾的是，这些常识是错误的。酸奶、纳豆并非对每个人的肠道都有益。

这些食物对肠道健康、没有不适症状的人来说是有益的，但对肠道状态不好的人或是肠易激综合征患者来说，它们反而会加重腹胀、便秘、腹泻等令人难受的肠道症状。

肠道问题产生的原因

◉ 最大的问题是小肠无法吸收"对肠道好"的食物

那么，为什么那些通常被认为是"对肠道好"的食物反而会造成肠道不适呢？

我们只要了解了前面介绍过的4种糖是如何影响身体的以及它们在肠道内的消化过程，就能明白个中道理。

食物是按照"口腔→食管→胃→小肠→大肠"的顺序被人体消化吸收的（图2）。

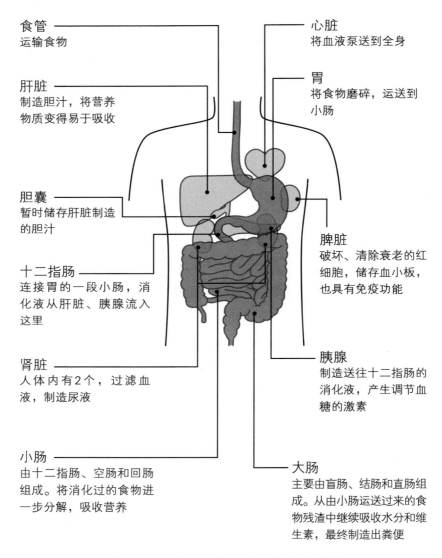

食管
运输食物

心脏
将血液泵送到全身

肝脏
制造胆汁，将营养
物质变得易于吸收

胃
将食物磨碎，运送到
小肠

胆囊
暂时储存肝脏制造
的胆汁

脾脏
破坏、清除衰老的红
细胞，储存血小板，
也具有免疫功能

十二指肠
连接胃的一段小肠，消
化液从肝脏、胰腺流入
这里

肾脏
人体内有2个，过滤血
液，制造尿液

胰腺
制造送往十二指肠的
消化液，产生调节血
糖的激素

小肠
由十二指肠、空肠和回肠
组成。将消化过的食物进
一步分解，吸收营养

大肠
主要由盲肠、结肠和直肠组
成。从由小肠运送过来的食
物残渣中继续吸收水分和维
生素，最终制造出粪便

图2 人体消化器官与其他内脏的功能

问题就出在食物被运往小肠之后。

这时，小肠里的糖大致可分为两种。

一种是不会加重肠道负担的糖，属于非常容易被吸收的糖。

另一种是会加重肠道负担的糖，这类糖很难被吸收，会引发肠道不适。

前者会经小肠黏膜被人体完全吸收，而问题就出在后者——会加重肠道负担的糖。由于小肠吸收起来非常困难，它们很难被人体吸收。

因此，人一旦食用过多富含会加重肠道负担的糖的食物，就会出现这类糖吸收不完全的情况，进而导致小肠内这类糖的含量不断升高。

而这类小肠吸收不了的会造成肠道负担的糖其实就是前面提过的4种糖——FODMAP。

◉ 小肠遭到"水淹"

人体有一种特性，就是可以稀释体内浓度高的物质。[1]

---

[1] 人体可以通过各部分体液间的水不断进行交换，来稀释体内的高浓度物质。

因此，如果人体无法吸收的糖在小肠内的浓度过高，为了降低它们的浓度，人体就会从血液向小肠内输送大量的水分。

其结果就是小肠内充满了水分，也就是处于"被水淹"的状态。小肠受到这种异常情况的刺激，就会蠕动过度。

所以，小肠遭到"水淹"之后，我们就会感到肚子咕噜咕噜地叫，并且有疼痛或其他不适感。而且，由于水分大量滞留在肠道内，肚子也会变得鼓鼓的，让人难受。肠道内的水分增加后，人还容易拉肚子。这其实是小肠为了排出过剩的水分而加快蠕动所引发的腹泻。

现代人的饮食中会加重肠道负担的糖格外多，因而很容易出现以上症状。

因此，要想消除肠道不适，首先得减少人体无法吸收的4种糖的摄入，以减轻小肠的负担。

◉ 大肠内充满了气体

更糟的是，小肠无法吸收的这些糖，也会影响大肠。

在理想的状态下，营养成分几乎不会到达肠道功能健康的大肠。这是因为食物中的营养几乎都被小肠吸收了，所以当食物到达大肠的时候，就只剩下没有营养的残渣了。

这种残渣就是正常状态的大便。因此，肠道状态好的人的粪便重量轻、异味小，很容易排出。

然而，前面提到的4种糖进入人体后，如果没有被小肠吸收，而是来到了大肠，就会造成大肠富营养化。

由于接收了原本并不需要的过剩营养，大肠环境会发生剧烈的变化。

大肠内存在大量的肠道细菌，它们会尽情享用这些营养，使大肠内出现异常发酵。而且，这些发酵还会带来一项过剩的产物——气体。这些气体包括氢气、二氧化碳、甲烷等。

吃高发漫食物会腹痛的原因

◉ FODMAP原本就不能被消化

下面，我来简单介绍一下祸害肠道的FODMAP的特点吧。

FODMAP的特点是可发酵，很难被小肠吸收，有的人甚至一点儿也吸收不了。

吸收FODMAP的能力因人而异，但没有一个人能消化可发酵寡糖。也就是说，人体本来就没有能分解寡糖的酶。

同样，至少70％的日本人成年之后体内会缺少能分解乳糖的酶，从而患上乳糖不耐受——身体无法消化牛奶、酸奶里的乳糖。

果糖被人体吸收的过程也是艰难而缓慢的。有相当多的人患有果糖不耐受，他们体内原本就没有相应的消化酶。

多元醇的分子量很大，很难通过小肠黏膜。特别是常见于口香糖的木糖醇，恐怕没有人能把它完全消化掉。

◉ "富含寡糖的食品和酸奶能促进排便"是一种误解

话虽如此，但富含寡糖的保健食品被列为"特定保健用食品"。事实上，也的确有人通过服用富含寡糖的保健品改善了便秘问题。

或许有人认为，由于排出了很多宿便，寡糖对于改善便秘确实是有效的。

然而，与其说这是"疗效"，不如说是副作用。

让我来具体解释一下吧。

我在前面讲过，人体内并没有能分解可发酵寡糖的酶。所以，人在摄入了寡糖之后，由于小肠无法吸收，小肠内的寡糖含量会急剧上升。

而人体又有稀释高浓度物质的特性，为了降低小肠内寡糖的浓度，人体就会从血管向小肠内输送大量的水分，于是肠道就遭到了"水淹"，从而引发腹泻。

也就是说，富含可发酵寡糖的保健品所谓的治好了便秘，其实并不是这样。相反，肠道不仅没有得到医治，还增加了新的问题——腹泻。

对肠道原本就比较健康的人来说，摄入寡糖问题不大，他们可能还会觉得促使大便排出来是值得开心的事。但是对原本就有肠道问题的人来说，简直是雪上加霜——不但没有从根本上解决肠道问题，还起到了反作用。

酸奶和牛奶里的乳糖也是一样的道理。喝酸奶和牛奶促进了排便，也不该说它们对便秘有疗效，而应该说它们为肠道带来了副作用。

对肠道状态原本就很好的人来说，食用这类食物并没有大碍，但对肠易激综合征患者等肠道虚弱的人来说，它们反而会加重肠道的症状。

低发漫饮食疗法是理想的控糖手段

◉ 轻松控制4种糖摄入的饮食疗法

对平日里肠道不健康的人来说，只要控制4种糖的摄入，肠道虚弱的问题就会显著改善。

具体来说，就是执行低发漫饮食疗法，即控制FODMAP——寡糖、二糖、单糖和多元醇这4种糖的摄入。

对肠易激综合征患者等平时就被肠道问题折磨的人来说，如果采用低发漫饮食疗法，肠道会重获新生。事实上，在澳大利亚和美国，低发漫饮食疗法获得了医生和患者的一致推荐。

◉ 单是避免食用高发漫食物就有疗效

执行低发漫饮食疗法，前3周要避免食用一切FODMAP成分含量高的食物。

之后，在饮食中逐一加入这类食物，并记录饮食日记，找出让自己的肠道出现问题的食物（具体的方法我会在第三章详细说明）。

尽管这一疗法严格执行起来有一定的难度，但即便只是减少高发漫食物的摄入，肠道症状也能得到改善。

而且，执行这种饮食疗法不用担心会营养不良，因为人体必需的营养成分全都可以通过其他合适的食物来补充。

莱札谱健身房因由短时间内减肥成功的艺人代言而风靡日本。

我所在的医院也接待过常去莱札谱健身房的患者，他们大多患有肠易激综合征。其中很多人都说："不知为什么，常去莱札谱健身房锻炼之后，肠道症状也消失了。"

这是因为莱札谱健身房的减肥教程会指导顾客改善饮食，也就是采用控制碳水化合物的食谱。

如果人们限制了碳水化合物的摄入，自然也会减少会造成肠易激综合征等肠道问题的4种糖的摄入，肠道状态自然能得到改善。

事实上，也有论文证明，如果将碳水化合物的摄入量限制在每天20g，那么肠易激综合征患者的腹泻症状就会得到改善，腹痛也会得到缓解。

★ 起反作用的膳食纤维

其实，向受肠道问题折磨的人建议"多吃富含膳食纤维的碳水化合物类食物"是大错特错的，这样只会让患者更加痛苦。

---

① 莱札谱健身房：RIZAP，日本知名健身房品牌。——译者注

富含膳食纤维的碳水化合物类食物对肠道健康的人和经常受肠道问题折磨的人产生的影响截然相反。

常去莱札谱健身房的患者的实例也告诉我们，肠道不适的人平时如果能少摄入碳水化合物，那么他们的肠道状态和体形都会有所改善。

FODMAP具有两面性，可能会危害你的肠道

现在，让我们简单总结一下FODMAP中的每种糖是如何影响我们的肠道的吧。

（1）寡糖的特征——在不同人身上的作用完全相反

在可发酵寡糖中，最需要避开的就是果聚糖和低聚半乳糖。

果聚糖存在于人们常吃的洋葱、大蒜和小麦制品等食物中。

而低聚半乳糖则在鹰嘴豆、小扁豆等豆类中含量较高，可促进大肠内的发酵活动。另外，纳豆也是低聚半乳糖含量较高的食物。对肠道健康的人来说，这些可发酵寡糖会成为益生菌的食物，对维持肠道健康可以起到正面的作用。例如，它们到达大肠后可以使双歧杆菌增多，从而改善肠内环境。

然而，由于这些可发酵寡糖很难被小肠吸收，所以对肠道状态不好的人来说，它们会起到反作用。

未被小肠吸收的寡糖到达大肠之后，在肠道细菌的作用下会进一步发酵，产生气体以及丁酸、乙酸、丙酸等短链脂肪酸。

对肠道健康的人来说，这些短链脂肪酸会起到正面作用；但对肠道不适的人来说，它们反而会破坏肠道健康。与肠道健康的人不同，肠道不适的人的体内有许多名为韦荣球菌和乳酸杆菌的肠道细菌，这些细菌会制造过剩的短链脂肪酸。

近年来的研究发现，肠道内的短链脂肪酸越是过剩，人的腹痛、腹泻等症状就越严重（图3）。

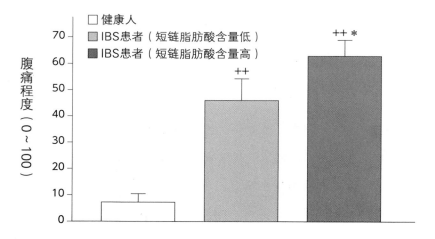

图3　不同人群粪便中短链脂肪酸
含量与腹痛程度的相关性分析图

（图片来源：Tana C et al.2010）

注：这里将肠易激综合征患者分为两类——粪便中短链脂肪酸含量高的和短链脂肪酸含量低的，并将他们的腹痛程度与健康人做了对比。比起粪便中短链脂肪酸含量较低的患者，短链脂肪酸含量较高的患者的腹痛程度明显更高。

所以，肠道不适的人应该尽量避免摄入可发酵寡糖。

（2）乳糖的特征——日本人很难分解它

★ 乳糖有抑制肥胖、减少内脏脂肪、预防代谢综合征的作用

乳糖是典型的二糖，它多存在于通常被认为可以调节肠道功能的酸奶和牛奶等乳制品中。

很多人持有"吃乳制品容易发胖"的偏见，但其实最近的研究发现，"越胖的人，乳制品吃得反而越少"。由此可见，与偏见相反，如果想维持合适的体重，最好吃一些乳制品。事实上，要是给脂肪含量高的食物中加入乳糖，反而能够使其具有抑制内脏脂肪增加的作用。

可以说，乳制品中的乳糖具有抑制肥胖的作用，能够帮助减少内脏脂肪，同时还能够预防代谢综合征。

乳糖在女性身上的效果尤其明显，经常喝牛奶的女性在腹

围、血压、甘油三酯、高密度脂蛋白胆固醇数值上的表现更为优秀。此外，对运动量较大或体重正常的高血压患者来说，喝牛奶还能帮助降低血压。

对肠道健康的人来说，牛奶等乳制品更是能促进身体健康的食物。

★ 70%的日本人不能分解乳糖

然而，遗憾的是，对肠道状态不好的人来说，乳糖反而会成为腹泻、腹胀、腹痛的元凶。

许多日本人体内缺少能分解乳糖的酶，而乳糖得不到分解就很难被小肠吸收，所以他们摄入乳糖后就容易出现腹泻等症状。这种不能很好地分解乳糖的症状被称为乳糖不耐受。

因此，要小心酸奶和牛奶，它们通常被认为可以增强肠道功能、改善便秘。这类食物尽管对肠道健康的人是有益的，但对肠道虚弱的人和患有乳糖不耐受的人来说，则是无法消化的。

当然，我并不是说这类食物一点儿也不能吃，而是要减少每次的食用量。如果不小心吃多了，很快就会出现肚子咕噜咕噜叫等肠道不适症状。

（3）果糖的特征——注意不要食用过量

★ 只要是水果就一定含有果糖

果糖是典型的单糖，多存在于水果、蜂蜜和玉米糖浆中，同时也经常作为甜味剂被添加在果汁中。

此外，果糖还存在于常见的白糖、红糖等食用糖中，在一部分蔬菜和谷物中也存在。

因此，我们几乎每天都会摄入果糖。然而，与许多人患有乳糖不耐受的情况相似，也有相当多的人患有果糖不耐受，无法消化果糖。

正是由于果糖无法被肠道很好地吸收，所以才会引起肠道胀气，进而引发肚子咕噜咕噜叫、腹泻等症状。

★ 吃水果要有节制

尽管果糖在水果中的含量很高，并且难以被肠道完全吸收，但只要和葡萄糖一起摄入，就能够被人体顺利吸收。因为果糖可以搭着葡萄糖的"便车"通过肠黏膜。

因此，只要一种食物中果糖与葡萄糖的含量是均衡的，那么它就不会对肠道造成危害。

几乎所有的水果都同时含有果糖与葡萄糖，二者的含量是否均衡，决定了对肠道造成的影响是否一样。也就是说，如果某种水果的果糖含量高于葡萄糖，就应当避免食用。

此外，如果一次性摄入大量果糖，肠道的负担会急剧增加。所以，每次进食时，一定要控制果糖的摄入量。

（4）多元醇的特征——会成为引发肠道问题的导火索

由于不易成为龋齿病菌的食物，多元醇经常作为甜味剂被加入口香糖等食品中。

以"醇"命名的物质有很多是多元醇，例如山梨糖醇、木糖醇等。多元醇从名字上看容易让人认为是人工甜味剂，但其实它也存在于水果和蔬菜中。

在含有木糖醇的口香糖等食品的外包装上，经常会有"过量食用本品可能引发腹泻"的字样。这是为什么呢？让我来简单解释一下。

多元醇因分子量过大，本身就无法被小肠吸收。它一进入小肠，马上就会引发消化不良，令小肠内的水分增加。进入大肠后，还会在大肠内造成异常发酵，导致腹泻、腹痛。

因此，过量摄入多元醇会引发肠道不适，一定要小心。

"糖质"究竟是什么?

为了让大家了解得更加详细,我在这里简单介绍一下碳水化合物在生物化学领域的分类问题。

★ 单糖与二糖(图4)

糖的最小单位叫作单糖,比如葡萄糖、果糖等。两个单糖分子结合在一起就是二糖,比如蔗糖、乳糖等。

因此,市面上常见的无糖食品指的就是不含单糖与二糖的食品。

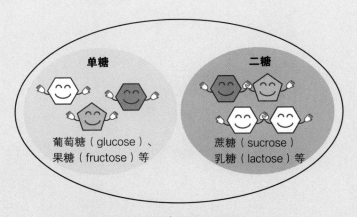

图4 单糖与二糖

✳ 寡糖（图5）

前面说过，2个单糖组成的糖被称为二糖，那么3至10个单糖组成的糖则被称为寡糖。

寡糖的英文是oligosaccharide，其词根oligo来源于希腊语，意思是"少"。因此，寡糖有时也被称为低聚糖。

大多数寡糖因很难被小肠吸收，能量比砂糖要低，而且它们还能促进肠内双歧杆菌的生长，所以常被制成各种保健食品在市面上销售。

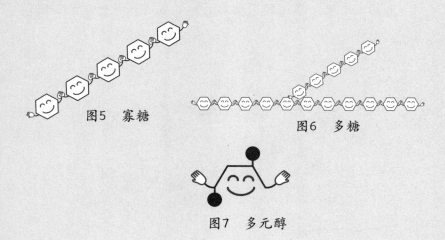

图5　寡糖

图6　多糖

图7　多元醇

✳ 多糖（图6）

寡糖是由3至10个单糖组成的，如果成百上千个单糖组合在一起，就形成了多糖。

多糖由数量庞大的单糖组成，因此其性质与单糖很不一样。

淀粉、葡甘露聚糖、透明质酸等都是多糖。此外，在食物所含的多糖中，那些人体消化酶无法消化的在分类上都属于**膳食纤维**（图8）。

✳ 多元醇（图7）

多元醇之所以被称为糖醇，是因为它是以糖分子为基础形成的。

大多数多元醇都是糖分子通过加氢还原而形成的，比如口香糖里的木糖醇。

木糖醇的特点是口感清甜，不易被人体吸收，比单糖和二糖的能量要低，还不会为口腔细菌提供营养，因此不易造成龋齿。

✳ 糖质

在碳水化合物中，除去难以消化的膳食纤维，剩下的都叫作糖质。

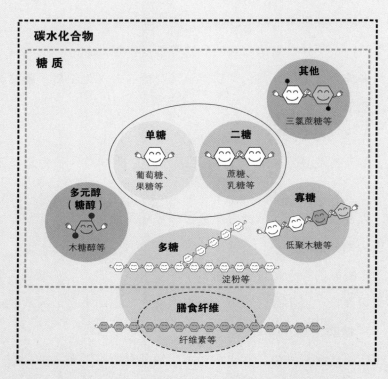

糖 质

其他
三氯蔗糖等

单糖
葡萄糖、
果糖等

二糖
蔗糖、
乳糖等

多元醇
（糖醇）
木糖醇等

寡糖
低聚木糖等

多糖
淀粉等

膳食纤维
纤维素等

图8　碳水化合物

第三章

低发漫饮食食材篇：
减轻肠道问题的食物和加重肠道问题的食物

谷　物

大米是最棒的低发漫食物

◉ 最好避免食用小麦、大麦、黑麦制品

富含可发酵寡糖的典型食物就是洋葱等蔬菜以及小麦、大麦、黑麦制品，它们主要含有可发酵寡糖中的果聚糖。

我在前面提到过，人体本来就没有消化寡糖的酶。也就是说，没有一个人能消化寡糖。除此之外，小麦、大麦、黑麦在肠道内发酵后，会产生许多氢气，进而会加重肠易激综合征。因此，如果肠道状态不好，就尽量不要吃含寡糖的食物了。

对受肠道问题折磨的人来说，我不推荐其食用含有小麦成分的拉面、意大利面、比萨、御好烧、章鱼小丸子等食物。

◉ 低发漫饮食和日式饮食很接近

日本人的传统主食是大米，但是近年来，人们也适应了面包、意大利面、比萨等食物，它们也成为日本人餐桌上的常客。

我在本书的序中讲过，亚洲人的肠胃较为虚弱，千百年来形成的饮食习惯其实是与其机体特征匹配的。大米与小麦、大麦、黑麦不同，它进入肠道后产生的气体最少，不会加重肠道负担。

所以，肠道不健康的人尽量不要吃面包、意大利面等含有小麦成分的食物，最好改为食用大米，比如吃由米粉制作的面包和由米粉制作的意大利面等。另外，建议大家多喝粥或者把年糕当作零食来吃。

尽管低发漫饮食起源于澳大利亚，但细究其食物，我们就会发现，它们与传统的日式食物非常接近。虽然有纳豆、西瓜等少数例外，但大多数日本人在执行该饮食法时也不需要做出太多额外的改变。

由于大米（白米、糙米）中不含FODMAP成分，所以肠道不好的人即使吃了也不会加重症状。如今，在欧美许多国家的大城市（如纽约），大米的人均消费量急剧上升，而且40年来增加了约两倍。可见，欧美人对大米的食用功效也很认可。

◉ 要吃面食就选荞麦面

传统的日式饮食里有乌冬面，但它也是小麦制品，所以我不能推荐给大家。如果一定要选择一种面食，那么荞麦面是最安全的。

荞麦和大米一样，也是典型的低发漫食物，肠道虚弱的人可以放心食用。

不过，大家在购买荞麦面时，一定要查看一下配料表，因为在荞麦面等荞麦制品中也有小麦成分。这类食品的配料表中通常会有"荞麦粉""小麦粉"的字样，建议大家选择配料表中只有"荞麦粉"字样的荞麦制品（即100%荞麦制品）。

无麸质食品

◉ 无麸质食品对肠道很友好

就算知道为了肠道好要避免食用含小麦的食物，但大家有时还是会想念面包、意大利面等食物吧。这时，我们可以选择无麸质食品。

美国有许多乳糜泻患者，这类患者只要摄入了小麦里的麸质，就会出现腹痛、腹泻、情绪低落（由抑郁症引发）等症状。因此在美国，我们能见到很多不含麸质的食品。近年来，"无麸质"这个词在日本也有了知名度。

加工无麸质面粉不会使用到小麦，也就是说，无麸质面粉除了不含麸质，也不含小麦中的可发酵寡糖，肠道虚弱的人可以放心食用。

◎ 无麸质食品也不是全都让人放心

话虽如此，低发漫食物和无麸质食品完全是两个概念，对肠道虚弱的人来说，并不是任何无麸质食品都可以吃。

尽管无麸质食品因不含小麦、大麦、黑麦等而与某些低发漫食物重合，然而必须要注意的是，也有一些无麸质食品属于高发漫食物，比如添加了苹果、梨等水果或洋葱、豆类的无麸质食品。

低发漫食物和无麸质食品之所以不完全一样，关键在于二者中不含有的物质不一样。低发漫食物是不含小麦里的果聚糖，而无麸质食品则是不含小麦里的麸质。

也许有的肠易激综合征患者反映，他们执行了无麸质饮食疗法后症状得到了缓解。其实，无麸质饮食疗法之所以会减轻肠易激综合征，并不是因为它限制了麸质的摄入，而是因为其在限制了小麦中的麸质的同时也限制了其中的发酵性寡糖。

在食用无麸质食品时，一定要仔细检查，看看里面有没有混入高发漫食物。

肉、海鲜、蛋、油、坚果

肉、海鲜、蛋和油都属于低发漫食物

肉、海鲜、蛋等含动物蛋白的食物里没有任何会损害肠道的FODMAP成分，这些食物几乎都不会造成肠道不适。因此，可以说，含动物蛋白的食物是没问题的。

问题在于含植物蛋白的食物，也就是豆类。豆类含有大量低聚半乳糖，也就是寡糖。因此，肠道虚弱的人一定不要吃。

另外，油也不含FODMAP成分。

纳豆vs木棉豆腐——
原料相同的食物对肠道的影响竟不一样

前面讲过，肠道虚弱的人要避免食用豆类，如红豆及红豆制品就含有大量的寡糖，要少吃。

不过，在豆类中，大豆有时候是个例外。自古以来，大豆就是适合日本人体质的植物蛋白来源，人们把它做成了各种食物。但是，对肠道不适的人来说，即使原料都是大豆，不同的食物对肠道产生的影响也不一样，典型的例子就是纳豆和木棉豆腐。

纳豆是发酵食品，富含寡糖。寡糖由于无法被小肠完全吸收，进入大肠后会促进发酵。这一情况对肠道健康的人没有任何影响，但是对肠道不健康的人来说，该情况就会引发肠道不适。

木棉豆腐①由于在生产过程中去除了寡糖，就成了低发漫食物，因此，肠道不健康的人是可以食用的。但同样由大豆制

---

① 木棉豆腐：表面有布纹样的豆腐，类似于我国的卤水豆腐。——译者注

成的绢豆腐①则含有大量的低聚半乳糖，所以肠道虚弱的人还是选择木棉豆腐为好。

---

① 绢豆腐：口感较细腻的一种豆腐。——译者注

坚果要有选择地吃

坚果作为健康食品非常受欢迎，不过肠道不健康的人也要有选择地吃。

我不推荐的坚果有：腰果、杏仁、开心果、榛子，因为它们是富含低聚半乳糖的高发漫食物。

不过，杏仁的话，若每次食用不超过10粒，大部分人的肠道应该是可以承受的。若食用超过了20粒，杏仁里的寡糖就会引发肠道不适，所以大家一定要适量食用。

可以推荐给大家的坚果有：花生、栗子、夏威夷果、南瓜子、葵花籽、核桃。

这些坚果中都不含FODMAP成分，可以放心食用。

乳制品

"豆浆比牛奶对肠道更好"是真的吗?

◉ 无法消化乳糖的人的福音

　　肠道不健康的人（如肠易激综合征患者）对FODMAP这4种糖的耐受性是因人而异的，有的人对其中的每种糖都不耐受，一吃就会肚子疼，有的人只对乳糖不耐受。只对乳糖不耐受的人喝牛奶会拉肚子，但喝豆浆就没事。确实，豆浆不含乳糖，所以乳糖不耐受者是可以喝豆浆的。

　　因此，如果你只对乳糖不耐受，那就少食用牛奶等乳制品，用豆浆代替即可。杏仁露、米乳、藜麦乳、燕麦乳等饮料也不含乳糖，另外，低乳糖牛奶的乳糖含量很低，也属于低发漫食物，可以放心喝。

但是，豆浆也有不同的种类，有一种豆浆是含有大量寡糖的，除了乳糖不耐受者以外的其他肠道不健康的人要小心，我们可以通过查看产品的配料表来选择。

肠道不健康的人可以放心饮用的是由大豆提取物制造的豆浆，这种豆浆不含寡糖等FODMAP成分。但是由大豆制造的豆浆则含有大量寡糖，并不适合肠易激综合征患者等肠道不健康的人饮用。

也就是说，肠道不健康的人不能选择由大豆制造的豆浆，但可以选择由大豆提取物制造的豆浆。

这一选择豆浆的意识和方法对执行低发漫饮食疗法是很重要的，大家还可以将其应用到对其他食物的选择上。

例如在选择水果时，我们应考虑到，由于葡萄柚中的果糖与葡萄糖含量是均衡的，所以它是适合只患有果糖不耐受的人的。但是葡萄柚果聚糖含量很高，所以，除了果糖不耐受的人，其他肠道不健康的人要少吃。

如何明智地选择乳制品

◉ 乳糖对肠道虚弱的人具有负面作用

人们通常认为，酸奶和牛奶可以促进肠道蠕动，帮助消除便秘。但这些乳制品中的乳糖具有两面性，这点我在前面讲过。

乳糖对肠道健康的人来说具有正面作用，而对肠道虚弱的人来说则具有负面作用——会引发腹泻。

而且，至少有70％的日本人在成年之后，体内会逐渐失去分解乳糖的酶。所以，保险的做法是避免摄入过量的乳制品或选择去除乳糖的乳制品，具体视肠道的状态来定。

虽然摄入益生菌（乳酸菌、双歧杆菌）有助于调整肠道状态，但是如果想通过酸奶、牛奶等乳制品来摄取益生菌，其中的乳糖首先会带来问题。因此，肠道不健康的人最好不要通过乳制品来摄取益生菌，要尽量选择服用不含乳糖的益生菌补剂。

◉ 奶酪的硬度是关键

不过，在乳制品中，经熟化处理的奶酪（硬度较大的奶酪）与黄油是不含乳糖的，可以放心食用。

对肠道不健康的人来说，奶酪品种繁多，难以挑选，但其实挑选起来也是有方法的——尽量避开硬度较小的奶酪，选择硬度较大的奶酪。

例如切达干酪、卡蒙贝尔奶酪、马苏里拉奶酪、戈贡佐拉奶酪、帕玛森干酪、布里奶酪、瑞士硬干酪、山羊奶酪，它们硬度较大，不太会加重肠道负担，属于低发漫食物，可以放心食用。

而奶油奶酪、茅屋奶酪、意大利乳清干酪、哈罗米奶酪、再制干酪、蓝纹奶酪的硬度较小，富含乳糖，都属于高发漫食物，肠道不健康的人要尽量避免食用。

大家一定要记住，只要选择硬度较大的奶酪，就不容易导致肠道问题。

蔬菜、食用菌、薯类

洋葱与大蒜会引发肠易激综合征

大多数时候，即使吃一些FODMAP成分含量较低的食物也无妨。但是，有两个例外——含洋葱的食物和含大蒜的食物。只要是含有洋葱或大蒜的食物，即使这两种物质的成分非常少，也不要吃。

因为洋葱和大蒜富含果聚糖，是引发肠易激综合征的最大导火索。

不仅是食材本身，含有洋葱或大蒜的加工类食品也不要吃。

在购买速食汤、薯片、调味酱、腌制调料或腌制食物时，要注意检查其是否含有洋葱和大蒜。具体方法是，认真阅读食品包装上的配料表，如果该食品的配料中有洋葱、洋葱粉、大蒜、大蒜粉，就不要购买。

◉ 注意烹饪手法

可能有人会觉得，若没有大蒜进行调味，做出来的饭菜味道不够好。对于有这种担心的人，我推荐他们使用大蒜油。

果聚糖是水溶性的，不会溶于油脂，所以大蒜油里是不含果聚糖的。因此，如果使用大蒜油，就不会引发肠道问题了。这样既避开了大蒜里的FODMAP成分，又可以放心地享受大蒜的香气。

至于洋葱，应避免将其和其他食材一起用水煮。因为寡糖溶入水后，还会渗入其他食材里，这样食用时即使把洋葱挑出来也没用了。

膳食纤维其实不适合肠道虚弱的人

◉ 膳食纤维会给肠道带来负担

如果一个人的肠道健康，那么推荐他吃富含膳食纤维的芦笋是可以的。但如果他肠道不健康，就不能推荐这种食物了。

膳食纤维是从碳水化合物中去掉糖质后所剩的部分，是无法被人类的小肠吸收的。

对肠道健康的人来说，水溶性膳食纤维在小肠内无法被吸收，就会到达大肠，成为肠道细菌的食物，从而起到调节肠道环境的作用。可对肠道虚弱的人来说，膳食纤维会在大肠内引起异常发酵，生成过剩的短链脂肪酸。

适量的丁酸、乙酸等短链脂肪酸可以有效抑制心血管疾病的发展，但如果短链脂肪酸过量，就会增加帕金森病的患病风险，我们常说的过犹不及正是如此。因此，摄入过量的膳食纤维对肠道不健康的人来说只会雪上加霜。

◉ 不同食物的食用宜忌

肠道虚弱的人最好不要吃花椰菜、芹菜、玉米、大蒜、韭葱、荷兰豆、蘑菇、香菇、洋葱和红薯这类高发漫食物。

当然，并不是说这些食物一点儿也不能吃，但是还是尽量少吃，最好用其他食物来代替。

最适合肠道虚弱的人吃的蔬菜是甘蓝，它是百分之百的低发漫食物，不含任何FODMAP成分，可以放心吃。另外，常出现在沙拉中的紫甘蓝、羽衣甘蓝、抱子甘蓝也没问题。不过，大家要小心皱叶甘蓝，它因叶片呈卷皱状而得名，含有大量的果聚糖。一般人平时可能很少注意到它，肠道不健康的人最好避免食用。

除了甘蓝，还有一些比较好的低发漫食物，如番茄、白萝卜、豆芽、彩椒、西蓝花、辣椒、胡萝卜、黄瓜、生菜、南瓜、菠菜、竹笋、马铃薯、秋葵、樱桃萝卜、小黄瓜、欧洲防风①。

不过，要特别留意西蓝花，其有两个常见品种——普通西蓝花和西蓝苔。

先说常见的普通西蓝花，其硕大的花球里并没有任何FODMAP成分，但茎部含有大量果糖。所以，吃普通西蓝花的时候，尽量只吃花球部分吧。再说以食用茎部为主的西蓝苔，和普通西蓝花相反，西蓝苔的花簇部分含有大量果糖，而茎部所含果糖反而较少。

总体来说，比起普通西蓝花，西蓝苔的FODMAP成分含量更高，建议每餐的食用量不要超过半个水杯。

注：本书中的1水杯=200ml。

---

① 欧洲防风：一种伞形植物，其根味甜而独特。——译者注

水 果

令肠道舒适的水果和对肠道不利的水果

◉ **令肠道舒适的水果**

几乎所有的水果都含有果糖，不过，尽管都是水果，有的水果容易加重肠道症状，而有的则不会。

最安全的水果就是香蕉、葡萄和草莓。

这是因为香蕉、葡萄和草莓中FODMAP成分的含量都不算高，不会造成肠道问题。

有的人一旦面临重要的考试、谈判、工作汇报等大事就会出现腹痛的症状，不过即使是这样的人，吃这几种水果也完全没问题。

当你饿了想吃点水果，我推荐你吃这三种水果。如果你在上班路上经常有想拉肚子的感觉，我则建议你早晨吃一根香蕉。

◉ 苹果、白桃容易造成腹泻

对肠道不适的人来说，我最不推荐的水果就是苹果。

苹果给人的印象是有益健康，所以会让人误以为对肠道也非常友好。但事实上，苹果在水果中属于典型的高发漫食物，其含有大量的果糖和山梨糖醇，会加重肠道症状，最好避免食用。

白桃香香软软的，看上去很容易消化，但其实它含有大量果聚糖和山梨糖醇。因此，大家最好也不要吃白桃。

◉ 夏天容易腹泻是西瓜惹的祸

西瓜含有大量果聚糖、果糖和甘露糖醇，因此，肠道不健康的人如果吃了西瓜，十有八九会出现腹泻等肠道不适症状。所以，这类人夏天尽量别吃西瓜了，改吃香蕉、葡萄等安全的水果吧，这样可以避免肠道出现症状。

饮　料

喝酒时要注意饮用方法和酒的种类

酒类毕竟含有酒精，会刺激肠道，造成肠道不适。所以，如果可能的话，最好滴酒不沾。

不过，考虑到有人还是想喝一点儿的，所以我要在这里提个建议，大家在饮酒时要注意饮用方法和酒的种类。

具体来说，不要只喝酒，而要边喝边吃东西。因为一边喝酒一边吃东西会减缓人体对酒精的吸收，从而减轻酒精对肠道的刺激。

至于饮酒量，男性每天最多喝2杯，女性每天最多喝1杯，而且要保证每周有两天滴酒不沾。

◉ 要喝就喝蒸馏酒

选择酒时，最重要的就是要留意这种酒的FODMAP成分含量高不高，也就是说，选择FODMAP成分含量低的酒非常重要。

说出来你可能会感到意外，对肠道不适者最友好的酒竟然是威士忌！因为威士忌的寡糖、乳糖、果糖、多元醇的含量都不高。

另外，伏特加、金酒、龙舌兰酒等烈性酒以及白兰地、利口酒也是没问题的，以上这些酒都属于蒸馏酒。虽然它们的原料为小麦、黑麦，但在酿造过程中，FODMAP成分都被去除了。

不过，如果喝得太多，过剩的酒精同样会加重肠道负担。所以一定要注意，别饮酒过量。

◉ 啤酒和葡萄酒也没问题

此外，肠道不健康的人还可以喝啤酒、葡萄酒（甜度不高的品种）、日本清酒和起泡酒（如香槟）。

尽管啤酒也主要是由小麦制成的，但在酿造过程中只有少量的FODMAP成分会留下，所以是可以喝的。不过，所有啤酒都含有麸质，乳糜泻患者是不能喝的。

经常与甜点搭配饮用的餐后甜酒和波特酒等葡萄酒甜度较高，含有较多果糖，也不适合肠道不适的人饮用。

◉ 最不能喝的就是朗姆酒

我非常不推荐朗姆酒。

朗姆酒的粉丝非常多，其实我也是其中一员。只可惜它是由甘蔗酿造而成的，果糖含量非常高，肠道不健康的人最好不要喝。

此外，苹果酒以及用桃、西瓜、苹果等高发漫水果制成的鸡尾酒也不能喝。

市售果汁和蔬菜汁容易让人喝坏肚子

◉ 学会查看果汁的配料表

果汁中的FODMAP成分与水果中的类似，原则上讲，以低发漫水果为原料制成的果汁是可以喝的。然而，市面上销售的很多果汁都添加了玉米糖浆，这使得果汁的果糖含量变得很高。

例如，橘子、橙子等水果本身是低发漫食物，但为了提高甜度，生产厂商有时会在橘子汁、橙汁中加入玉米糖浆。另外，配料表中有"浓缩还原"字样的果汁的生产工艺是先对果汁进行浓缩，这样一来，浓缩后的果汁的单位果糖含量会远高于水果的单位果糖含量。因此，要尽量避免喝市售果汁，如果实在想喝，可以选择市售的柠檬汁、青柠汁和蔓越莓汁。

此外，就算是用低发漫水果（葡萄、橙子、蔓越莓、菠萝等）制成的鲜榨果汁，若饮用过量，FODMAP成分的总摄入量就会增加，也会造成肠道不适。所以，建议果汁的单次饮用量不要超过半杯。

◉ 要小心蔬菜汁

蔬菜汁看上去对健康很好，但其实也有不推荐的理由。

虽然由低发漫蔬菜制造的蔬菜汁是可以喝的，但是市售的蔬菜汁里几乎都添加了洋葱，还是小心为好。

哪些饮料可以放心喝？

◉ 喝碳酸饮料要节制

众所周知，碳酸饮料和运动饮料中都添加了许多甜味剂。当然，如果这类饮料中没有FODMAP成分的话是没问题的，但它们中多少都会有一些。所以，保险起见，还是尽量别喝。

而且，碳酸饮料还会使肠道内的气体增加，非常不适合肠道不适的人饮用。

◉ 某些品种的茶竟然也要小心

人们一般认为，任何品种的茶对肠道都比较友好，但事实并非如此。

蒲公英茶、洋甘菊茶、乌龙茶、奶茶（成分天然的）含有大量果聚糖，肠道虚弱的人最好少喝。

如果需要提神，我推荐饮用绿茶，不推荐喝咖啡。因为咖啡因会刺激肠道，咖啡中的膳食纤维还会在肠道内发酵，引发肠道不适。若实在戒不掉，建议每天最多喝1杯。

◉ 每个人都可以放心喝的饮料

所有饮料中，最让人放心的就是水。

水不会给任何人的肠道带来负面影响，因为人体中至少有60%是水分。所以说，干净、纯粹的水喝多少都没有问题。

如果觉得喝水不够满足，可以在纯水中加入少量鲜榨的低发漫水果果汁。我推荐柠檬果汁、青柠果汁和蔓越莓果汁。

调味料及其他

调味料中也有大量FODMAP成分

在日常饮食中，人们一般容易注意到高发漫蔬菜和高发漫水果，但却常常忽略番茄酱、果酱、意大利面调味酱等调味料。那么，在这些调味料中，哪些对肠道好，哪些又会危害肠道呢？

◉ 番茄酱和蛋黄酱，哪个对肠道好呢？

这两种调味料都是餐桌上的常客，那么，到底哪个对肠道好呢？

先说结论，不会让肠道问题雪上加霜的其实是蛋黄酱。由于蛋黄酱的能量比较高，很多人不愿意吃，但它却是真正的低发漫食物。

无论是普通蛋黄酱还是低脂蛋黄酱都很适合肠道不适的人食用，它们不含寡糖、乳糖、果糖、多元醇中的任何一种。不过，由于蛋黄酱的能量较高，还是不要一次性摄入太多。

相比之下，番茄酱则含有许多果糖，最好避免食用。尽管番茄本身属于低发漫食物，但在生产番茄酱的过程中会使用到含有果糖的玉米糖浆，因此，番茄酱属于高发漫食物。

◉ 也要注意果酱、意大利面调味酱和黑葡萄醋

果酱基本上都含有很多果糖，要避免食用。

意大利面调味酱中的乳糖和低聚半乳糖含量较高，也要避免食用。就算是以番茄为主要原料制成的意大利面调味酱，如果里面含有洋葱和大蒜，为了保险起见，也不要食用，因为洋葱和大蒜的果聚糖含量较高。在为意大利面进行调味时，我推荐使用纯番茄酱、橄榄油、辣椒和罗勒。

黑葡萄醋果糖含量也较高，一次用量不要超过1茶匙（约5ml）。

◉ 绿芥末也不能吃

遗憾的是，日本人很喜欢的绿芥末也属于高发漫食物，若吃多了，肚子会咕噜咕噜地叫。不过，吃黄芥末却没问题。

总结一下，肠道虚弱的人可以吃的低发漫调味料有：蛋黄酱、黄芥末、花生酱、薄荷酱、咖喱粉、姜黄、肉桂、酱油和味噌酱。酱油和味噌酱的原料虽然是大豆，但经过酿造，两者都会变成低发漫食物，因此是可以吃的。另外，照烧汁、麦芽醋等调味料中虽然有小麦成分，但含量很少，对肠道的影响微乎其微，因此也可以吃。

要格外留意的是调味料中的洋葱成分，因为市售的调味汁、调味酱中一定会有洋葱。

给沙拉调味时，建议使用橄榄油，因为油是不含FODMAP成分的。

注：关于食材的详细分类，请参考"高发漫食物及低发漫食物对照表"（第84~88页）。

巧用香辛料与药草

为了能将低发漫饮食坚持下去，调味料必不可少。我建议使用香辛料与天然药草，少购买市售的各类加工酱料。

芝麻、胡椒、姜、咖喱、辣椒粉、罗勒、肉桂、薄荷、丁香、薰衣草、迷迭香、八角、藏红花等香辛料与药草几乎都可以作调味料，大家可以把它们加入日常饮食中，探索出自己喜欢的口味。

购买食品与外出就餐的注意事项

要正确阅读食品的配料表

◉ 注意看原料的排列顺序

在购买带包装的食品时，一定要养成查看配料表的习惯。通过阅读配料表，我们可以判断出这种食品是否适合自己。

其实，食品配料表中各种原料的排序规则是非常简单的，即按照含量从高到低排序。也就是说，要想检查一件食品中FODMAP成分的含量是高还是低，只要检查含FODMAP成分的原料是位于配料表的开头还是末尾就可以了。

FODMAP成分只有达到一定的摄入量才会引发肠道不适，所以如果一种食品只是含有少量的FODMAP成分，那也是可以吃的。

只要查看食品的配料表，就可以很快看出这件食品中FODMAP成分含量的高低。所以，大家在购买食品时，一定别忘了查看配料表。下面请看两个例子。

【例1】果汁

<配料表>

蒸馏水，果糖，浓缩还原果汁（橙汁、葡萄汁），食品添加剂（柠檬酸、防腐剂），香料

通过查看配料表，我们可以了解到，果糖在所有配料中处于第二位，这意味着其含量很高，是该果汁的主要成分。

因此，最好不要购买这种果汁。

> **【例2】面包**
>
> **<配料表>**
>
> 玉米淀粉，马铃薯粉，木薯粉，小苏打，盐，果糖，防腐剂

通过查看配料表，我们可以了解到，果糖在所有配料中位于靠后的位置，这意味着果糖的用量很少，也就是说，这种面包中的果糖不会引发肠道问题。因此，如果一个人对玉米淀粉（位于配料表的首位）中的果聚糖耐受，那这种面包就可以购买。

肠道虚弱的人外出就餐的注意事项

◉ 外出就餐也可以吃得舒心

即使是肠道虚弱的人，也有不得不外出就餐的情况吧。其实，只要小心一些，就不用担心肠道会出问题，具体请注意下面几点。

·尽量不要吃面包，而要选择大米类的食物。便利店卖的快餐大多是高发漫食物，我只推荐饭团。

·不仅是面包，小麦、大麦、黑麦制品（拉面、御好烧、章鱼小丸子、炒面等）都要少吃。特别是拉面，其在制作过程中会大量使用大蒜，食用后会影响肠道状态。

·肉类和海鲜属于低发漫食物，可以安心吃。但吃寿司（日本的寿司一般由海鲜制成）时要少放绿芥末，因为其是高发漫食物。

◉ 充分利用餐厅的无麸质食品菜单

选餐厅时，可以关注一下来自欧美国家的餐厅，它们大多备有无麸质菜品。

由于"无麸质"等同于"未使用小麦"，因此，大部分无麸质的食物可以作为低发漫食物放心食用。因为去除了小麦后，无麸质食品中也就不含发酵性寡糖了。

无麸质食品不一定都是低发漫食物，这点不可忘记。我曾说过，一些无麸质食品也属于高发漫食物，比如含洋葱的无麸质食品。如果你去的是备有无麸质菜品的餐厅，你在点菜时提出"我要吃不含洋葱的无麸质食品"，那么服务人员马上就能明白。

不过，低发漫食物比无麸质食品的范围要广泛。虽然低发漫食物不含麸质或只含少量麸质，但我们在执行低发漫饮食疗法时也不必非得做到一点儿麸质都不沾，甚至连吃沙拉的时候都要提前去掉里面的小面包丁。大家还是在力所能及的范围内轻松地执行低发漫饮食疗法吧。

专栏 高发漫食物及低发漫食物对照表

执行低发漫饮食疗法后，肠道中的乙酸等短链脂肪酸会减少，肠道细菌也会随之减少。

肠道的状况决定了增加肠道细菌对身体产生的影响。对没有肠道症状的人来说，增加肠道细菌对身体是有益的；而对有肠道症状的人来说，增加肠道细菌未必对身体有益，甚至可能会加重肠道症状。另外，长期来看，减少肠道细菌对肠道的影响尚待进一步研究。

然而，2017年，英国和意大利的研究人员共同开展了一项研究，将肠道不适的人分为两组，一组执行低发漫饮食疗法3~6个月，另一组执行低碳饮食疗法3~6个月。结果显示，执行低发漫饮食疗法的小组不仅未出现营养方面的问题，其肠道症状反而比执行低碳饮食疗法的小组有更显著的改善。

此外，还有研究表明，低发漫饮食疗法不仅有助于治疗肠易激综合征，还有助于治疗溃疡性结肠炎、克罗恩病、反流性食管炎等疾病。

以下表格来自澳大利亚的莫纳什大学，它们有助于你快速选出合适的食物。但应注意，并非所有高发漫食物都不适合肠易激综合征患者，因为每个人的体质不同，不适合食用的食物也不同。

谷物及谷物制品

高发漫		低发漫	
小麦	面包	白米	墨西哥玉米饼
大麦	麦麸饼	糙米	爆米花
黑麦	薄脆饼干	燕麦	薯片（少量）
玉米	比萨	淀粉	等
豆类（大豆、	御好烧	玉米淀粉	
豌豆、芸豆、	章鱼小丸子	木薯粉	
鹰嘴豆、小扁豆、	谷物脆	玉米粉	
红豆等）	（含有小麦、	燕麦片	
绢豆腐	大麦、黑麦、	荞麦面（100%）	
豆浆（由大豆	水果干、蜂蜜	魔芋面	
制造）	的品种）	米粉	
大豆粉	蛋糕	越南河粉	
纳豆	派	无麸质食品	
红豆馅	美式松饼等	木棉豆腐	
拉面		豆浆（由大豆	
意大利面		提取物制造）	
乌冬面		谷物脆（只含	
挂面		大米、燕麦的	
古斯古斯面		品种）	

肉及肉制品、海鲜、蛋、油、坚果

高发漫	低发漫	
香肠 腰果 开心果 杏仁（超过20粒）等	培根 火腿 猪肉 牛肉 鸡肉 羊肉 火鸡肉 虾 三文鱼 鸡蛋 杏仁（不超过10粒）	榛子（不超过10粒） 核桃 花生 栗子 松子 南瓜子 橄榄油 鱼油(作食品原料用) 椰子油 芥花籽油等

乳制品等

高发漫		低发漫	
牛奶 酸奶 冰激凌 奶油 拉西（一种印度饮料） 牛奶巧克力 意大利乳清干酪 再制干酪	茅屋奶酪 蓝纹奶酪 奶油奶酪 哈罗米奶酪 牛奶布丁 炼乳等	黄油 人造黄油（不含牛奶的品种） 布里奶酪 卡蒙贝尔奶酪 切达干酪 瑞士硬干酪 戈贡佐拉奶酪 马苏里拉奶酪	帕玛森干酪 山羊奶酪 椰子奶油等

注：硬度较大的奶酪大多是低发漫食物。

蔬菜、食用菌、薯类

高发漫		低发漫	
芦笋	芋头	茄子	青梗菜
苦瓜	泡菜	番茄	白菜
大葱	炸薯条等	圣女果	芜菁
洋葱		西蓝花	甘蓝
大蒜		胡萝卜	小黄瓜
胡葱		彩椒	香芹
韭菜		辣椒	樱桃萝卜
花椰菜		菠菜	香菜
西芹		南瓜	山药
朝鲜蓟		黄瓜	马铃薯等
洋姜		姜	
薤头		秋葵	
皱叶甘蓝		生菜	
蘑菇		白萝卜	
牛蒡		竹笋	
红薯		豆芽	

水果

高发漫			低发漫	
苹果	木瓜	上述水果制作的）	香蕉	菠萝
桃	樱桃	水果罐头等	草莓	文旦柚
西瓜	西梅		椰子	青柠
杏	石榴		葡萄	树莓
梨	黑莓		甜瓜	蓝莓
葡萄柚	无花果		猕猴桃	蔓越莓
牛油果	番石榴		橙子	杨桃
荔枝	李		橘子	榴莲
柿子	芒果		柠檬	橄榄
巴梨	果干（用		金桔	火龙果等

饮料

高发漫		低发漫	
苹果汁	起泡葡萄酒（甜）	红茶	起泡葡萄酒（不甜）
橙汁	苹果酒等	绿茶	日本清酒
梨汁		白茶	印度奶茶（清淡型）
芒果汁		薄荷茶	
复合维生素果汁		纯咖啡	纯净水
含蜂蜜的果汁		柠檬水（无糖）	矿泉水
运动饮料		柠檬汁	杏仁露
柠檬水（加糖）		青柠汁	椰奶等
乌龙茶		蔓越莓汁	
花草茶		椰汁	
麦芽咖啡①		啤酒	
谷物咖啡②		杜松子酒	
印度奶茶		伏特加	
波特酒		威士忌	
朗姆酒		龙舌兰酒	
雪莉酒		白兰地	
甜葡萄酒		利口酒	
		干红葡萄酒	

注：在用低发漫水果制造的果汁中，如果添加了果葡糖浆、高果糖浆等甜味剂，那么该果汁也被视为高发漫食物。

---

① 麦芽咖啡：日本的一种豆乳饮料。
② 谷物咖啡：一种谷物饮料。

调味料及其他

高发漫	低发漫	
蜂蜜	蛋黄酱（不超过3小勺）	枫糖浆
苹果酱	米醋	胡椒
番茄酱	麦芽醋	味噌酱
绿芥末	黄芥末	肉桂
蛋奶沙司	番茄罐头	八角
烧烤酱	姜	藏红花
咖喱酱	辣椒粉	薄荷
清汤①	蚝油	罗勒
浓汤宝	酱油	丁香
黑葡萄醋	可可粉	薰衣草
寒天	咖喱粉	迷迭香等
甜味剂（玉米糖浆、果葡糖浆、高果糖玉米糖浆、山梨糖醇、木糖醇等）等	照烧汁	
	橘子酱	
	花生酱	
	薄荷酱	
	姜黄	
	酵母	
	芝麻	

注：1小勺=5g。

① 清汤：英文为bouillon，指西餐中的肉汤。——译者注

第四章

低发漫饮食实践篇：为你量身定制的肠道问题食疗方案

倾听自己肠道的"声音"

◉ 有意识地选择低发漫食物

我在前面讲过,有些食物对肠道健康的人不会产生任何影响,甚至有益健康,可对肠道不适的人来说,吃了它们就会令症状加重。这类"两面派"就是高发漫食物。

通过执行低发漫饮食疗法,即避免摄入对肠道不利的4种糖,肠道虚弱的人的不适症状就会逐渐消失。

首先,请参考"高发漫食物及低发漫食物对照表",改进一下平时的饮食吧。也就是说,尽量有意识地食用低发漫食物,避免食用高发漫食物。

◉ 不过分依赖于食品分类

事实上，关于低发漫饮食，医生之间也有不同的见解。当然，有关低发漫饮食的大部分理论都成了共识，但是有些医生会拘泥于过细的食品分类，提出"其他医生都说这种食物是高发漫食物，但依我所见，它应该是低发漫食物"的观点。

然而，判断出一种食物究竟是低发漫食物还是高发漫食物并没有那么重要。

世界上没有完全相同的两个人，这个道理也告诉我们，适合别人的食物不一定适合我们自己。因为每个人肠道内的细菌都不一样，不同的人对FODMAP成分的耐受性也存在差异。最终决定你能否吃某种食物的还是你的肠道，而不是这种食物属于低发漫食物还是高发漫食物。

此外，肠道的状态也会随着年龄的增长而发生变化。上了年纪后，你的肠道也许会接受你年轻时无法承受的高发漫食物。

请倾听肠道发出的"声音"，寻找最适合自己的饮食方式吧。

完全避开高发漫食物，3周让肠道畅快！

　　平时肠道总有些不适的人，首先要连续3周在饮食上完全避开含FODMAP成分的食物。例如，若以前早餐习惯吃吐司，那现在就要改吃米饭、味噌汤和烤鱼。

　　经过3周的饮食调节，大部分人的肠道状态应该都能有所好转。大家可以继续执行严格的低发漫饮食疗法，也可以在执行该疗法的同时慢慢找出不适合自己肠道的食物。具体来说，就是逐一尝试高发漫食物。

◎ 找出自己肠道的弱点

　　在执行了为期3周的低发漫饮食疗法并且肠道恢复正常之后，我们就进入了寻找肠道弱点的阶段。在这一阶段，肠道恢复了"平静"，我们就可以专注地倾听肠道的"声音"了。

此时，逐一尝试高发漫食物，然后专心倾听肠道发出的"声音"，弄清令你的肠道发出"悲鸣"的究竟是哪种FODMAP成分。

大家可以按照下面的顺序，连续几周每周分别摄入一种FODMAP成分，同时观察肠道的反应。

①果聚糖

②低聚半乳糖

③乳糖

④果糖

⑤多元醇

例如，这周先尝试含有果聚糖的食物，接下来的一周尝试含有低聚半乳糖的食物，再下一周尝试含有乳糖的食物……依此类推，逐一恢复摄入FODMAP成分，从而弄清你的肠道究竟不能接受哪种成分。

由于前面的3周你的肠道没有接触任何FODMAP成分，所以一旦摄入肠道不能接受的FODMAP成分，它就会出现明显的症状。因此，如果你的肠道出现了不适，发出了腹痛、腹泻等"信号"，那就说明你当周摄取的FODMAP成分是你的肠道所不能接受的。

一旦肠道出现症状，你就一定要及时记录下来。

9条法则帮你了解自己肠道的弱点

在寻找造成自己肠道不适的FODMAP成分时，有9条法则需要遵守。

① 第一次只尝试摄入一种FODMAP成分。

② 往后的每周只增加一种FODMAP成分。

③ 某种FODMAP成分的单次摄入量与正常在一顿饭中所摄入的量相同。

在倾听肠道"声音"的阶段，FODMAP成分的摄入量是非常重要的。尝试吃的食物无论是过多还是过少，都没有办法测试出自己的肠道究竟会不会因为其中的FODMAP成分而产生不适。这是因为无论哪种食物，如果吃得过多，都可能会引发一些症状；而如果吃得过少，则无法对肠道产生影响。

④ 尝试摄入某种FODMAP成分时，尽量只吃含有该成分的同一种食物。

⑤ 除非已经确定自己的肠道会因现在摄入的FODMAP成分

而出现症状，否则不能再食用含有其他FODMAP成分的食物。

⑥ 一旦肠道出现症状，就说明该食物不适合自己的肠道，要将这种食物记录下来。

⑦ 肠道出现症状时，要先停止食用含有该FODMAP成分的食物，等肠道恢复健康后，试着将该食物的食用量减少到之前的一半（这是因为在很多时候，减少了食物量，肠道就不会出现症状了）。

⑧ 尝试食用含有同一种FODMAP成分的其他食物，观察肠道是否会出现症状。

比如说，桃含有大量的多元醇，如果吃桃会导致肠道出现症状，那就尝试吃同样含有大量多元醇的蘑菇。如果吃蘑菇后肠道出现了同样的症状，那就说明你的肠道无法接受多元醇。

⑨ 如果你的肠道现在无法接受某种FODMAP成分，那么可以过一段时间再尝试摄入一次。因为某种FODMAP成分即便现在会导致肠道出现症状，过一段时间可能就不会了。所以，没有必要因为肠道现在不能接受就完全放弃一些食物。

找出造成肠道问题的各种FODMAP
成分及对应的食材

◉ **根据FODMAP成分来找出肠道不适原因的饮食方法**

　　我在前面讲过，含有果聚糖、低聚半乳糖、乳糖、果糖以及多元醇的食物都属于高发漫食物。在连续3周完全避开这些高发漫食物后，再根据以上FODMAP成分逐一尝试这些食物，就可以找到使自己肠道出现不适的FODMAP成分了。

　　接下来，我将为你介绍详细的方案（以下方案来自莫纳什大学研究团队）。

★ ① 检验果聚糖是否会造成肠道问题的方案

尝试 2片面包或1瓣大蒜。

从以上2种食物中任选1种食用，再尝试吃1/4个洋葱，然后观察肠道是否会出现症状。

注意，洋葱果聚糖含量非常高，一定要最后食用。

如果肚子咕噜咕噜地叫，或者出现了腹痛、腹泻、腹胀等症状，那就说明果聚糖不适合你现在的肠道。

【不适合摄入果聚糖的人要避开的食物】

· 水果

西瓜、桃、柿子

· 蔬菜

大蒜、洋葱、大葱、胡葱、朝鲜蓟、洋姜

· 谷物及谷物制品

面包、意大利面、谷物脆（含有小麦、大麦、黑麦的品种）、挂面等中式面食、薄脆饼干、麦麸饼。

· 豆类

鹰嘴豆、小扁豆、大豆、纳豆

· 坚果

腰果、开心果

★ ② 检验低聚半乳糖是否会造成肠道问题的方案

尝试 半杯小扁豆、半杯芸豆或半杯鹰嘴豆。

从以上3种食物中任选1种食用，然后观察肠道是否会出现症状。

如果肚子咕噜咕噜地叫，或者出现了腹痛、腹泻、腹胀等症状，那就说明低聚半乳糖不适合你现在的肠道。

【不适合摄入低聚半乳糖的人要避开的食物】

豆类、纳豆、牛蒡、芋头、寒天

★ ③ 检验乳糖是否会造成肠道问题的方案

尝试 半杯至1杯牛奶（全脂）或170g酸奶（全脂或低脂）。

从以上2种食物中任选1种食用，然后观察肠道是否会出现症状。

如果肚子咕噜咕噜地叫，或者出现腹痛、腹泻、腹胀等症状，那就说明乳糖不适合你现在的肠道。

【不适合摄入乳糖的人要尽量避开的食物及最大摄入量】

低脂牛奶（1杯）、炼乳（半杯）、脱脂奶粉（1杯）、奶酪蛋糕（1片）、茅屋奶酪（半杯）或奶油奶酪（半杯）、牛奶巧克力（60g）、冰激凌（2勺）。

★ ④ 检验果糖是否会造成肠道问题的方案

尝试 1小勺蜂蜜或半个芒果。

从以上2种食物中任选1种食用，然后观察肠道是否会出现症状。

如果肚子咕噜咕噜地叫，或者出现腹痛、腹泻、腹胀等症状，那就说明果糖不适合你现在的肠道。

【不适合摄入果糖的人要避开的食物】

·水果

苹果、西瓜、梨、樱桃、无花果

·蔬菜

芦笋、朝鲜蓟

·甜味剂

高果糖玉米糖浆、果葡糖浆

★ ⑤ 检验多元醇是否会造成肠道问题的方案

尝试 2个杏或2片桃（均含山梨糖醇），半杯蘑菇（含甘露糖醇）。

分别食用以上两类食物，观察肠道是否会出现症状。

如果食用后都出现了肚子咕噜咕噜地叫或者腹痛、腹泻、腹胀等症状，那就说明多元醇不适合你现在的肠道。

【不适合摄入多元醇的人要避开的食物】

·水果

苹果、梨、桃、西瓜、李、西梅

·蔬菜、豆类及食用菌

花椰菜、豌豆、蘑菇

· 其他

硬糖、口香糖、薄荷糖、其他糖果（含有山梨糖醇、甘露糖醇）

按照以上顺序，逐一检验不适合你的肠道的FODMAP成分吧。

可能你会觉得这么做有点儿麻烦，但请仔细想一想，这可是了解自己身体的绝佳机会。找出造成自己肠道不适的FODMAP成分后，在日常饮食中，你就可以避开含有这些成分的食物了。这样，你的肠道症状自然就会减轻，你也就可以与经常困扰你的腹痛、腹泻、腹胀以及便秘等问题潇洒地说再见了！

专栏 发病率暴增300倍，难治的克罗恩病竟是高发漫饮食惹的祸！

近年来，日本的克罗恩病患者急剧增多。

1976年，该病的患者只有128人，然而到了2013年，患者人数已经增加到了39799人。该病的症状有腹泻、腹痛、贫血、体重异常减轻等，多见于10岁至20多岁的年轻人。

同样，溃疡性大肠炎的患者数量也在急剧增加，该病的症状与克罗恩病的症状非常相似。

肠道的免疫功能一旦减弱，消化道中就会出现溃疡。溃疡性大肠炎所导致的溃疡只出现在大肠里，而克罗恩病所导致的溃疡则可能出现在消化道的任何部位，如口腔、食管、胃、小肠、大肠、肛门。

这两种肠道疾病患者数量的急剧增加，显然与人们饮食习惯的改变密不可分。以前，人们只是大约知道这是由西方饮食习惯对本土饮食习惯的冲击造成的，但却并不知道确切的原因。

2009年，澳大利亚莫纳什大学的研究人员公布了一项研究成果——执行低发漫饮食疗法可以改善克罗恩病和溃疡性大肠炎的症状。

莫纳什大学的吉布森教授提出，克罗恩病的发病与高发漫食物中的FODMAP成分有关。如面包、意大利面等食物中的果聚糖，牛奶、酸奶中的乳糖，大部分水果中的果糖，减肥食品中甜味剂里的多元醇等物质，它们都可能是该疾病的元凶。

直到100年前，日本人的饮食还是以低发漫食物为主。

在居民以大米为主食、常吃蔬菜和鱼贝类的低发漫饮食时代，日本的克罗恩病和溃疡性大肠炎的患者数量几乎为零。

后来，日本人开始大量吃高发漫食物，如汉堡、意大利面、面包等小麦制品，这些食物给肠道带来了负担。可以肯定的是，饮食习惯的改变是造成日本克罗恩病及溃疡性大肠炎患者增多的重要原因之一。

近年来，有一种很流行的观点，即认为发酵食品和富含水溶性膳食纤维的食品可以增加人体内的短链脂肪酸，有益健康，应该要多吃。可也有研究指出，如果人体内的丁酸等短链脂肪酸过量，就会增加帕金森病的患病风险。

由此可见，就算是对健康有益的食物，如果食用过量，对身体也没有好处。

第五章

让肠道保持年轻的饮食习惯

人未老肠先老

◉ 保持肠道健康能够延缓衰老

每个人都希望能永葆青春。

相信随着年龄的增长，很多人会开始注意保养。然而，无论把外表保养得多么靓丽，作用也是有限的。因为要想让身体保持年轻，就必须先从身体内部进行调理。如果内脏无法良好地运转，人体的衰老就会加速。而肠道又是人体重要的消化器官，因此，我们首先最应该护理的其实是肠道。

最新研究表明——人未老肠先老。

我在前面也讲过，肠道是与人体健康关系密切的重要器官。如果能让肠道保持年轻，我们就可以活得更长，活得更有活力。

◉ 肠道细菌的作用很关键

由于肠道内部状态的变化是无法用肉眼观察到的，因此，要想了解肠道的状态，关键要了解肠道细菌的情况。

人体大约是由37万亿个细胞组成的，而肠道细菌的数量竟然达到了100万亿个！也就是说，我们肠道内细菌的数量竟然比构成整个人体的细胞的数量还要多！

肠道细菌有许多功能，其中最重要的一条就是"维稳"。这一功能是指，肠道细菌可以帮助我们的身体不断进行自我调节，以使人体维持相对稳定的状态。

人体本身就具有自我调节功能（与个人意志无关）。从生物学角度来说，内环境稳态是维持生命活动的必要条件。研究发现，肠道细菌在帮助人体实现这种功能上发挥了巨大的作用。

但是，如果肠道细菌无法发挥作用，那人体的运转可能就会出现问题。所以肠道健康是至关重要的。

肠道菌群紊乱是万病之源

◉ 年龄增长，肠道老化

随着年龄增长，肠道逐渐老化，肠道菌群开始紊乱。那么，肠道菌群紊乱究竟会带来什么问题呢？

我们首先能想到的就是便秘、腹泻等。然而最近的研究发现，肠道菌群紊乱还会引发除肠道以外的全身性疾病，如肥胖、糖尿病、动脉硬化和肝癌等。

◉ 年龄增大后，肠道环境也会发生变化

其实，随着年龄增长，人体肠道细菌的种类也会发生很大的改变。

从专业角度来讲，就是肠道细菌中的梭菌减少，杆菌增加。这就会导致肠道内的短链脂肪酸减少，多糖增加。最终形成的肠道环境与食用高脂高糖食品的小鼠的肠道环境非常相似，也就是说，其与代谢综合征患者的肠道环境非常接近。随着年龄增长，人体肠道环境就会自然地向代谢综合征患者的肠道环境演变。

"年龄增大后，不能像年轻时一样进食"
的真正原因

◉ 小肠功能退化

我在上一节中讲过，随着年龄的增长，肠道细菌的种类会发生变化，肠道环境会渐渐变得与代谢综合征患者的相似。那么，为什么年龄的增长会给肠道带来这样的变化呢？

原因就在于小肠的吸收能力开始下降了。

我们吃的食物的大部分营养成分几乎都是通过小肠被人体吸收的。小肠的黏膜皱襞上生长着密密麻麻的小肠绒毛，营养成分就是靠这些绒毛来吸收的。而大肠由于没有绒毛，只能吸收水分和维生素。

　　年轻而健康的小肠会充分吸收食物中的营养成分，经过小肠的充分吸收，食物在抵达大肠时就变成了没有营养的残渣。

　　然而，随着年龄的增长，小肠的吸收能力会逐渐下降。于是，小肠无法完全吸收的营养成分就会到达大肠。这时，肠道内开始出现异常发酵，肠道细菌的种类就会逐渐发生改变，最终，肠道环境就会变得像代谢综合征患者的那样了。

　　如果肠道环境变得与代谢综合征患者的一样，那么人体的糖代谢能力就会下降，进而会出现胰岛素敏感性减弱（胰岛素抵抗）。这样，人就容易患上动脉硬化。

　　所以，部分人如果在饮食上还像年轻时那样毫无节制，身体就会出大问题！因为若长期摄入过剩的营养，超过了肠道的承受能力，肠道就会越来越虚弱，各种疾病的患病风险就会提高。

　　所以，年龄增大后，我们必须要了解自己肠道的状态，并随之调整饮食。

吃七分饱可以预防肠道衰老

◉ 减少饭量，有利于保养功能减弱的小肠

随着年龄增长，小肠的吸收能力会下降。这是自然规律，无法避免，我们只能想办法去适应它。

在这里告诉大家一个最简单的办法——限制能量的摄入。

"这么说来，岂不是得计算能量了？"可能有人一听到这个方法，就会觉得麻烦。但其实不用专门计算所吃食物的能量，简单来说，只要做到吃七分饱就可以了。

吃饭时，不要吃到肚子撑得鼓鼓的，要学会在觉得"好像还能吃进去一些"的时候把筷子放下。

只是坚持吃七分饱，就能有效预防肠道老化。

饭量减少后，小肠的负担就会相应地减轻。这样，即使是功能减弱的小肠也可以轻松应对每天的工作。

◉ 超过50岁就一定要开始保养小肠

小肠每天都在拼命地工作，它不断地从我们吃进去的食物中吸收营养，不让其进入位于消化道下游的大肠。而如果我们再去吃大量的食物，让小肠超负荷工作，那它就只好把一部分消化工作交给大肠来做了。

长此以往，大肠也会忙不过来。于是，大肠内的益生菌就变成了有害菌，最终引发疾病。

因此，年纪大了（超过50岁）之后，要有意识地保养小肠，尽可能地减少饭量，这样就可以防止大肠内的益生菌变成有害菌了。

如果一直吃同样的食物，肠道免疫力会下降

◉ **保证饮食的多样性对肠道很重要**

保持肠道健康的方法还有一个，那就是不要长时间吃同样的食物。

吃种类丰富的食物对抵抗肠道衰老是很有益的，下面让我来谈谈为什么。

食物中的膳食纤维有助于肠道细菌增殖。我在前面也讲过，肠道细菌的数量比人体细胞的总数还要多，可以说，我们是在与肠道细菌共生。肠道细菌的种类越多，就越有利于维护肠黏膜的屏障功能，肠道也就越健康。

那么，如果人养成了只吃同样的食物的习惯，肠道会变成什

么样子呢？

　　如果长时间只吃同样的食物，肠道细菌的种类就会减少，只剩下几种相似的细菌。这样一来，肠道菌群的平衡就会被破坏，这种状态在生物学领域被称为生态失调（dysbiosis）。在这种状态下，肠黏膜的屏障功能就会减弱，肠道免疫力也会下降。

◉ 饮食单调的人容易感染有害细菌

　　肠道的细胞之间有一种连接复合体，被称为紧密连接（tight junction），就像细胞与细胞"手拉着手"。紧密连接可以起到阻隔作用，防止有害细菌进入肠黏膜。

　　然而，如果肠道细菌的种类减少，肠道陷入生态失调状态，这种阻隔作用就会减弱，有害细菌及其产生的毒素就会趁机入侵人体。

　　为了增强肠道免疫力，使身体保持健康，一定要保证饮食的多样性，这样才能使肠道细菌的种类更加丰富。

　　肠道不健康的人请参考"高发漫食物及低发漫食物对照表"，尽可能地吃更多种类的低发漫食物吧，这样就可以保持肠道细菌的多样性了。

◉ 合理补充益生菌

通过服用补剂来补充乳酸菌、双歧杆菌等益生菌时，尽量不要一次只补充1种，而要同时补充几种，这样既可以保持肠道细菌的多样性，又能帮助减轻肠道症状，效果会更好。

另外，建议肠道虚弱的人不要通过食用酸奶、牛奶来补充益生菌，而要选择服用无乳糖的补剂来补充，因为酸奶和牛奶的乳糖含量较高，反而会令肠道不适。事实上，在医生开具的处方药中，也会有乳糖含量较高的药品，所以，服药剂量大的人要注意这一点。

为什么肠道问题会引发过敏？

◉ 去医院做一般检查也查不出原因

近年来，被花粉症和哮喘折磨的人越来越多了，还有很多人出现了荨麻疹、皮肤瘙痒等问题。但是，一部分人去医院检查后，却被告知身体并没有异常。

通常，医院常见的过敏原检测中会有一项IgE抗体检测。如果患者体内产生了IgE抗体，那么只要一接触杉树花粉、虾等过敏原，就会引发速发型过敏，具体表现为立刻起疹子、打喷嚏、呼吸困难等。该类型的过敏很容易被检查出来。

还有一种过敏原特异性抗体，叫作IgG抗体。

这种由IgG抗体引发的过敏叫作迟发性过敏，其特征是需要数小时到数天才会出现症状，而且症状比较轻，人们很难发现自己患上了过敏。而单凭日本医院常见的过敏原检测是无法发现这种迟发性过敏的。

与速发型过敏一样，引发迟发性过敏的原因也和饮食方式有关。也就是说，如果一直吃同样的食物，肠道就会出现问题，身体进而就会产生IgG抗体。

◉ 一直吃同样的食物，人会更容易过敏

我把那些过敏原因不明的患者的血液样本寄到了美国西雅图的某所医院去做专门的检测，发现了许多令人意想不到的致敏原因。

比如，东京某知名面包店店主的儿子由于一直被原因不明的过敏折磨，于是接受了针对迟发性过敏的检查。结果显示，致敏原因竟是他父母经营的面包店里的面包！因为他平时经常吃面包，饮食比较单一，所以体内产生了IgG抗体。

对于这类患者，通常我会让他们连续半年避开导致其过敏的食物。半年过后，再允许他们逐步地恢复吃少量的这些食物，这样大多会取得良好的效果。

所以，一定要改掉"一直吃同样的食物"的饮食习惯。肠道菌群的平衡如果遭到破坏，肠道免疫力就会下降。这样不仅会损害健康，还会使身体产生IgG抗体，从而引发迟发性过敏这种免疫系统的过度反应。

控制进食时间可以避免发胖

◉ **"8小时以内"进食法则**

我在前面介绍过了控制能量摄入的方法，但可能有人觉得难以执行。不过别担心，这类人还可以尝试下面的"8小时以内"进食法。

使用了这种饮食方法后，即使不改变饮食内容也能瘦下来，其秘诀就在于控制吃饭的时间——要将每天的进食时间控制在8小时以内。

在小鼠身上进行的试验证明了该饮食方法的有效性。

首先，研究人员将小鼠分为两组，一组喂普通食物，另一组喂高脂食物。结果发现，吃普通食物的小鼠只在其活动时间——

夜间（8小时）进食，而吃高脂食物的小鼠竟然一整天都在进食！这是因为高脂食物会扰乱动物体内的生物钟，从而影响机体对食欲的控制。另外，食用高脂食物的小鼠的血糖和胆固醇水平都升高了，并且出现了脂肪肝。

然后，研究人员又把吃高脂食物的小鼠分成了两组。一组可以一整天随意进食，而另一组则只能在其活动时间——夜间进食。

试验结果如何呢？

一整天都在进食的小鼠可以不分昼夜地吃自己喜爱的高脂食物，而另一组小鼠只有8小时的进食时间，但其在8小时内所吃的高脂食物的量相当于另一组小鼠一整天吃的。也就是说，虽然进食时间不同，但两组小鼠每天的进食量（摄入的能量）是相同的。

4个月后，比较两组小鼠，结果十分惊人。尽管两组小鼠食用了等量的高脂食物，但进食时间只有8小时的小鼠比全天都在进食的小鼠的体脂肪少。

不仅如此，进食时间受限的小鼠的血糖和胆固醇水平也都下降了，脂肪肝也得到了缓解，最终，进食时间受限的小鼠变得与吃普通食物的小鼠一样健康。另外，由于体脂肪减少、肌肉增加，进食时间受限的小鼠的运动能力也增强了，并获得了不容易患上代谢综合征的良好体质。

◉ 生物钟非常重要

通过上面的小鼠试验，我们可以知道，生物钟对人体机能的正常运转起着非常重要的作用。特别是对肠道不健康的人来说，保持规律的生活作息是非常重要的。

一整天都在吃高脂食物的小鼠的生物钟已经完全紊乱了，而进食时间只有8小时的小鼠的生物钟则是非常正常的。

这一规律在人类身上同样能得到体现。也就是说，如果把进食时间控制在8小时以内，我们肠道的节律就会恢复正常，生物钟也会恢复正常，这样一来，我们不仅能获得健康，还能获得不容易发胖的体质。

事实上，我的患者中就有通过执行"8小时以内"进食法成功减重的——这位患者在几个月内减掉了约20kg体重。

⊙ 原则是"早饭要吃好，晚饭要吃早"

　　虽说要将进食时间控制在8小时以内，但执行时也没必要那么严格。

　　原则就是早饭要有营养，晚饭则要在傍晚的早些时候就吃完。另外，我不建议为了在晚上很晚的时间还能吃东西而不吃早饭。

　　我之所以不建议这么做，是因为在晚上睡觉前吃东西，身体容易囤积脂肪。而且如果不吃早饭，身体为了要提供能量，就会囤积更多的脂肪，这样反而更容易发胖。

　　如果想获得不易发胖的体质，一定要试试"8小时以内"进食法！

靠规律的睡眠让肠道重获新生

◉ 肠道内的气体多在睡眠时排出

食物进入肠道后，在肠道细菌的作用下会产生气体。人们通常不知道，这些气体主要是在睡眠时排出去的。因此，保证高质量的睡眠可以帮助肠道排气，改善肠道状态。

然而，在现代社会，很多人被失眠折磨。如果一个人有入睡困难、经常起夜、起床困难等问题，那么就不能说他拥有高质量的睡眠。

如何才能拥有高质量的睡眠呢？

首先要调整生物钟，最好的办法就是早睡早起。

早上醒来，先打开窗帘，沐浴阳光吧。

这是因为，视网膜受到光线的刺激后，人体的生物钟就会启动，这会促使身体在15小时之后分泌足够的睡眠激素——褪黑素。到了夜晚，在褪黑素的作用下，人很快就能入睡。这样，睡眠节律就得到了调整。不仅如此，视网膜在受到光线刺激后还能促使人脑分泌神经传递物质——血清素和多巴胺。其中，血清素有抗氧化作用，不仅可以帮助缓解阿尔茨海默病，还能缓解胃溃疡。

作为消化内科医生，我也会给轻型抑郁症患者看病。他们有一个共同的特点——家里整天关着窗帘，在黑暗中生活，这样是无法从抑郁中走出来的。

调整好睡眠的节律，自然就能获得高质量的睡眠。睡眠质量高了，不仅是肠道，整个身体也能重获健康。

后　记

　　"今天肚子不舒服，还是吃低发漫食物好了。"

　　午餐时间，朋友之间的对话从有格调的餐厅传出来。

　　"你马上就要考试了，为了避免紧张时拉肚子，咱们吃低发漫食物吧。"

　　这句温馨的话语，正是亲子间的日常对话。

　　我一直认为，当这些情景经常出现在人们的日常生活中时，被腹痛、腹泻、腹胀等症状折磨的人才会减少。

　　目前在日本，只要电视或杂志发布了"研究证明，发酵食品和水溶性膳食纤维对肠道好"的信息，很快，人们就会争相购买相关食品和食材。

　　但由于不同的人体内肠道菌群的差异相当大，所以，对每一个人都适用的饮食方法并不存在。

　　仔细想想，科研人员的工作只是摇动试管分析化学物质，或从研究对象上来说，他们只是跟小鼠打交道。而临床医生则面对的是活生生的、各种各样的患者，其要解决的问题更为复杂。

我所尊敬的医学泰斗——现代医学之父威廉·奥斯勒（1849–1919）医生曾这样教导医学院的学生："要认真倾听患者所说的话，他们会告诉我们如何进行诊断。"

我也在工作中不断提醒着自己要有这种意识，即当遇到病情与常识不符的患者时，不要忽略他们话语中的每一个细节，要认真倾听，并将其作为临床问题来研究，这才是医生该有的样子。"我明明吃了通常意义上对肠道好的食物，可肠道状态还是很糟。"眼前患者所说的话，正是未来的医学教科书里会出现的内容。

作为医生，我们必须让更多被肠道问题困扰的患者知道：人们通常认为的"对肠道好"的食物，反而会给他们带来不适。

我要对作为读者的你说：

出于工作、料理家务、养育孩子或是照顾年迈父母的责任，想必你每天都生活在压力之下，忙碌又辛苦。而你的肠道可能也因此出现了问题。

如果你想解决肠道问题，获得肠道健康，请尝试改变饮食吧。

另外，无论生活多么忙碌，每天也要抽出几分钟时间来倾听自己肠道的"呼声"，这样可以帮助你重新审视自己的身体，找回真正的健康。

我们作为医生，也会倾听你的声音。

而你，则一定要对自己独一无二的肠道更加关心，去找出只属于自己的饮食方法。

搁笔之际，希望本书能帮助你调整好肠道，获得健康的身体和光明的未来！

江田证

参考文献

· Varjú, Péter, et al. "Low fermentable oligosaccharides, disaccharides, monosaccharides and polyols (FODMAP) diet improves symptoms in adults suffering from irritable bowel syndrome (IBS) compared to standard IBS diet: A meta-analysis of clinical studies." *PloS one* 12.8 (2017): e0182942.

· Vincenzi, Massimo, et al. "Effects of a low FODMAP diet and specific carbohydrate diet on symptoms and nutritional adequacy of patients with irritable bowel syndrome: Preliminary results of a single-blinded randomized trial." *Journal of Translational Internal Medicine* 5.2 (2017): 120-126.

· O'Keeffe, M., et al. "Long-term impact of the low-FODMAP diet on gastrointestinal symptoms, dietary intake, patient acceptability, and healthcare utilization in irritable bowel syndrome." *Neurogastroenterology & Motility* (2017).

• Halmos, Emma P., et al. "A diet low in FODMAPs reduces symptoms of irritable bowel syndrome." *Gastroenterology* 146.1 (2014): 67-75.

• Simrén, Magnus, et al. "Intestinal microbiota in functional bowel disorders: a Rome foundation report." *Gut* 62.1 (2013): 159-176.

• Tana, C., et al. "Altered profiles of intestinal microbiota and organic acids may be the origin of symptoms in irritable bowel syndrome." *Neurogastroenterology & Motility* 22.5 (2010): 512.

• Farmer, Adam D., et al. "Caecal pH is a biomarker of excessive colonic fermentation." *World Journal of Gastroenterology: WJG* 20.17 (2014): 5000.

• El-Salhy, Magdy, et al. "Low densities of serotonin and peptide YY cells in the colon of patients with irritable bowel syndrome." *Digestive diseases and sciences* 57.4 (2012): 873-878.

• Gearry, Richard B., et al. "Reduction of dietary poorly absorbed short-chain carbohydrates (FODMAPs) improves abdominal symptoms in patients with inflammatory bowel disease—a pilot study." *Journal of Crohn's and Colitis* 3.1 (2009): 8-14.

• Gibson, P. R., and S. J. Shepherd. "Personal view: food for thought–western lifestyle and susceptibility to Crohn's disease. The FODMAP hypothesis." *Alimentary pharmacology & therapeutics*

21.12 (2005): 1399-1409.

· Gibson, Peter R. "Use of the low-FODMAP diet in inflammatory bowel disease." *Journal of gastroenterology and hepatology* 32.S1 (2017): 40-42.

· Pedersen, Natalia, et al. "Low-FODMAP diet reduces irritable bowel symptoms in patients with inflammatory bowel disease." *World journal of gastroenterology* 23.18 (2017): 3356.

· Zhan, Yong-an, and Shi-xue Dai. "Is a Low FODMAP Diet Beneficial for Patients with Inflammatory Bowel Disease? A Meta-analysis and Systematic Review." *Clinical Nutrition* (2017).

· Mazzawi, Tarek, et al. "Dietary guidance normalizes large intestinal endocrine cell densities in patients with irritable bowel syndrome." *European journal of clinical nutrition* 70.2 (2016): 175.

· Okami, Yukiko, et al. "Lifestyle and psychological factors related to irritable bowel syndrome in nursing and medical school students." *Journal of gastroenterology* 46.12 (2011): 1403-1410.

· Rees, Gail, et al. "Randomised-controlled trial of a fibre supplement on the symptoms of irritable bowel syndrome." *The journal of the Royal Society for the Promotion of Health* 125.1 (2005): 30-34.

· Zheng, Zhaoqiu, et al. "Staple foods consumption and irritable bowel syndrome in Japanese adults: a cross-sectional study." *PloS one* 10.3 (2015): e0119097.

• Shinozaki, Masae, et al. "High prevalence of irritable bowel syndrome in medical outpatients in Japan." *Journal of clinical gastroenterology* 42.9 (2008): 1010-1016.

• Austin, Gregory L., et al. "A very low-carbohydrate diet improves symptoms and quality of life in diarrhea-predominant irritable bowel syndrome." *Clinical Gastroenterology and Hepatology* 7.6 (2009): 706-708.

• Murray, Kathryn, et al. "Differential effects of FODMAPs (fermentable oligo-, di-, mono-saccharides and polyols) on small and large intestinal contents in healthy subjects shown by MRI." *The American journal of gastroenterology* 109.1 (2014): 110.

• Ong, Derrick K., et al. "Manipulation of dietary short chain carbohydrates alters the pattern of gas production and genesis of symptoms in irritable bowel syndrome." *Journal of gastroenterology and hepatology* 25.8 (2010): 1366-1373.

• Staudacher, Heidi M., et al. "Comparison of symptom response following advice for a diet low in fermentable carbohydrates (FODMAPs) versus standard dietary advice in patients with irritable bowel syndrome." *Journal of Human Nutrition and Dietetics*

24.5 (2011): 487-495.

· Shepherd, Susan J., and Peter R. Gibson. "Fructose malabsorption and symptoms of irritable bowel syndrome: guidelines for effective dietary management." *Journal of the American Dietetic Association* 106.10 (2006): 1631-1639.

· Roest, RH de, et al. "The low FODMAP diet improves gastrointestinal symptoms in patients with irritable bowel syndrome: a prospective study." *International journal of clinical practice* 67.9 (2013): 895-903.

· Mazzawi, Tarek, et al. "Effects of dietary guidance on the symptoms, quality of life and habitual dietary intake of patients with irritable bowel syndrome." *Molecular medicine reports* 8.3 (2013): 845-852.

· Pedersen, Natalia, et al. "Ehealth monitoring in irritable bowel syndrome patients treated with low fermentable oligo-, di-, mono-saccharides and polyols diet." *World Journal of Gastroenterology: WJG* 20.21 (2014): 6680.

· Khan, Muhammad Ali, et al. "Low-FODMAP diet for irritable bowel syndrome: is it ready for prime time?." *Digestive diseases and sciences* 60.5 (2015): 1169-1177.

· Rastall, Robert A., and Glenn R. Gibson. "Recent developments in prebiotics to selectively impact beneficial microbes and promote intestinal health." *Current opinion in biotechnology* 32 (2015): 42-46.

· Mirmiran, P., A. Esmaillzadeh, and F. Azizi. "Dairy consumption and body mass index: an inverse relationship." *International journal of obesity* 29.1 (2005): 115.

· Goseki-Sone, Masae, et al. "Effects of Dietary Lactose on Long-term High-fat-diet-induced Obesity in Rats." *Obesity* 15.11 (2007): 2605-2613.4

· Liu, Simin, et al. "Dietary calcium, vitamin D, and the prevalence of metabolic syndrome in middle-aged and older US women." *Diabetes care* 28.12 (2005): 2926-2932.

· Yang, Jianfeng, et al. "Prevalence and presentation of lactose intolerance and effects on dairy product intake in healthy subjects and patients with irritable bowel syndrome." *Clinical gastroenterology and hepatology* 11.3 (2013): 262-268.

· Barrett, J. S., et al. "Comparison of the prevalence of fructose and lactose malabsorption across chronic intestinal disorders." *Alimentary pharmacology & therapeutics* 30.2 (2009): 165-174.

· Biesiekierski, Jessica R., et al. "No effects of gluten in patients with self-reported non-celiac gluten sensitivity after dietary reduction of fermentable, poorly absorbed, short-chain carbohydrates." *Gastroenterology* 145.2 (2013): 320-328.

· Barrett, Jacqueline S., and Peter R. Gibson. "Fermentable oligosaccharides, disaccharides, monosaccharides and polyols (FODMAPs) and nonallergic food intolerance: FODMAPs or food chemicals?." *Therapeutic advances in gastroenterology* 5.4 (2012): 261-268.

· Bharucha, Adil E., et al. "Temporal trends in the incidence and natural history of diverticulitis: a population-based study." *The American journal of gastroenterology* 110.11 (2015): 1589.

· 櫻井幸弘. "大腸憩室症の病態." *日本消化器内視鏡学会雑誌* 47.6 (2005): 1204-1210.

· Chang, Anne-Marie, et al. "Evening use of light-emitting eReaders negatively affects sleep, circadian timing, and next-morning alertness." *Proceedings of the National Academy of Sciences* 112.4 (2015): 1232-1237.

· Hatori, Megumi, et al. "Time-restricted feeding without reducing caloric intake prevents metabolic diseases in mice fed a high-fat diet." *Cell metabolism* 15.6 (2012): 848-860.

· Ghoshal, Uday C., and Deepakshi Srivastava. "Irritable bowel syndrome and small intestinal bacterial overgrowth: meaningful association or unnecessary hype." *World Journal of Gastroenterology: WJG* 20.10 (2014): 2482.

- Smyth, Joshua M., et al. "Effects of writing about stressful experiences on symptom reduction in patients with asthma or rheumatoid arthritis: A randomized trial." *Jama* 281.14 (1999): 1304-1309.

- Catsos, Patsy. *IBS: free at last!: change your carbs, change your life with the FODMAP elimination diet.* Pond Cove Press, 2012.

- Shepherd, Sue, and P. R. Gibson. *The complete low-FODMAP diet: a revolutionary plan for managing IBS and other digestive disorders.* Workman Publishing, 2013.

- https://www.youtube.com/watch?v=Z_1Hzl9o5ic (IBS symptoms, the low FODMAP diet and the Monash app that can help Central Clinical School, Monash University)